全国医药职业教育药学类专业特色教材

（供药学类、食品药品类及相关专业用）

药品生产质量管理实训

主　编　张慧梅　刘艺萍　刘应杰
主　审　杨宗发　蒋　猛
副主编　林凤云　韦丽佳
编　者（以姓氏笔画为序）
　　　　马　潋（重庆医药高等专科学校）
　　　　韦丽佳（重庆医药高等专科学校）
　　　　刘　阳（重庆医药高等专科学校）
　　　　刘艺萍（重庆医药高等专科学校）
　　　　刘应杰（重庆医药高等专科学校）
　　　　邱妍川（重庆医药高等专科学校）
　　　　张天竹（重庆医药高等专科学校）
　　　　张慧梅（重庆医药高等专科学校）
　　　　林凤云（重庆医药高等专科学校）

中国健康传媒集团
中国医药科技出版社

内 容 提 要

　　本实训教材是"全国医药职业教育药学类专业特色教材"之一。本教材将GMP贯穿制药企业生产全过程，分10个项目介绍了GMP机构与人员制度设计、药厂布局和硬件设施设计、供应商的设计，物料的进、存、用流程的管理、取样管理、清洁验证、文件管理、人员与物料进入洁净区及洁净区日常清洁、委托生产管理和模拟GMP认证现场检查等内容。

　　本实训教材可作为药品生产技术专业（药物制剂技术方向、生物制药技术方向、中药制药技术方向）、化学制药技术、制药设备应用技术、食品药品类等专业《药品生产质量管理》课程的实训教学用书，也可作为制药企业从事相关岗位工作人员的培训教材。

图书在版编目（CIP）数据

　　药品生产质量管理实训 / 张慧梅，刘艺萍，刘应杰主编 . —北京：中国医药科技出版社，2018.9

　　全国医药职业教育药学类专业特色教材

　　ISBN 978-7-5214-0462-3

　　Ⅰ . ①药… 　Ⅱ . ①张… ②刘… ③刘… 　Ⅲ . ①制药工业 — 工业企业管理 — 质量管理 — 高等职业教育 — 教材 　Ⅳ . ① F407.763

　　中国版本图书馆 CIP 数据核字（2018）第 215542 号

美术编辑　陈君杞
版式设计　南博文化

出版　**中国健康传媒集团** | 中国医药科技出版社

地址　北京市海淀区文慧园北路甲 22 号

邮编　100082

电话　发行：010-62227427　邮购：010-62236938

网址　www.cmstp.com

规格　$787 \times 1092\text{mm}\ ^1/_{16}$

印张　8

字数　126 千字

版次　2018 年 9 月第 1 版

印次　2018 年 9 月第 1 次印刷

印刷　三河市双峰印刷装订有限公司

经销　全国各地新华书店

书号　ISBN 978-7-5214-0462-3

定价　**20.00 元**

前　言

为了适应全国医药职业教育药学类专业教育改革和发展的需要，坚持以培养高素质技能型专业人才为核心，以就业为导向、能力为本位、学生为主体，以《药品生产质量管理规范》（GMP）（2010 年修订）在药品生产企业中的应用为主线的指导思想和原则，按照药品生产技术专业（药物制剂技术方向、生物制药技术方向、中药制药技术方向）、化学制药技术、制药设备应用技术等专业的培养目标，确立本实训课程的教学内容和本教材编写大纲。

药品生产质量管理是药品生产技术专业（药物制剂技术方向、生物制药技术方向、中药制药技术方向）、化学制药技术、制药设备应用技术等专业的核心职业能力课程，药品生产质量管理是以实施应用为前提和基础，本教材弥补了药品生产质量管理课程实训项目不足的缺陷。本教材紧密结合GMP（2010 年修订）的新要求，主要从制药企业的实际出发，将GMP法规中的主要条款应用贯穿、渗透于制药企业生产的全过程中，将其核心内容进行提炼和编排，加深学生对制药企业的岗位特点和工作内容的理解，以更好地将GMP应用于药品生产的实际。本实训教材尽可能地涵盖药品生产技术专业（药物制剂技术方向、生物制药技术方向、中药制药技术方向）、化学制药技术、制药设备应用技术、食品药品类等专业的学生在制药企业中的主要技能和工作任务，力求反映GMP在药品生产企业具体应用的实际，达到与药品生产企业实际生产岗位的零距离对接，为学生就业并迅速胜任药品生产企业各岗位工作奠定坚实的基础。本教材提供了大量的图片和表格，增强了可操作性，并对指导制药企业通过GMP认证有非常大的参考作用。

本教材共十个项目，项目一由张慧梅、刘阳编写，项目二、十由刘艺萍编写，项目三、四由韦丽佳编写，项目五由邱妍川编写，项目六由林凤云编写，项目七由张慧梅、刘应杰编写，项目八由马潋编写，项目九由张天竹编写，全书由张慧梅统稿，杨宗发、蒋猛审稿。每个项目配备有技能打分表进行训练和检测，各院校可结合自己的实训条件进行实训项目的取舍。

本教材可作为普通高职高专医药院校药学生产技术专业（药物制剂技术方向、生物制药技术方向、中药制药技术方向）、化学制药技术、制药设备应用技术、食品药品类等相关专业教学实验实训教材，也可作为药品生产企业相关岗位的岗前培训和生产培训教材或参考书。

由于编者水平所限，书中的疏漏与不妥之处在所难免，敬请广大读者批评指正。

编　者

2018年6月

目　录

实训一　组织结构和人员制度设计

【实训目的】

1. **掌握**　GMP对组织机构和人员配置的要求。
2. **熟悉**　关键岗位和人员的职责。

【实训内容】

1. 确立组织机构及各部门之间的关系。
2. 编制组织机构图、质量管理体系图、生产管理体系图。
3. 制订人员年度培训计划。

【知识链接】

药品生产和质量管理的组织机构对保证药品生产全过程受控至关重要，企业应建立与药品生产相适应的管理机构，并有组织机构图。适当的组织机构及人员配备是保证药品质量的关键因素。企业应配备足够数量并具有适当资质（包括学历、从业年限和实践经验）的管理人员和操作人员，应明确规定每个部门和每个岗位的职责。岗位职责不得遗漏，交叉的职责应有明确规定。每个人所承担的职责不应过多。所有人员应明确并理解自己的职责，熟悉与其职责相关的要求，并接受必要的培训，包括上岗前培训和继续教育培训；培训是实施药品GMP的重要环节。职责通常不得委托给他人，确需委托的，其职责可委托给具有相当资质的指定人员。人员的职责必须以文件形式明确规定。

关键人员

产品质量取决于过程质量，过程质量取决于工作质量，而工作质量取决于人的素质，因而人是GMP实施过程中的一个重要因素，其一切活动都决定着产品的质量。

关键人员应为企业的全职人员，至少应包括企业负责人、生产管理负责人、质量管理负责人和质量授权人。质量管理负责人和生产管理负责人不得互相兼任。质量管理负责人和质量授权人可以兼任。企业应制定操作规程确保质量授权人独立履行职责，不受企业负责人和其他人员的干扰。

生物制品生产企业生产和质量管理负责人应具有相应的专业知识（细菌学、病毒学、生物学、分子生物学、生物化学、免疫学、医学、药学等），并具有丰富的实践经验以确保在生产、质量管理中履行其职责。

中药制剂生产企业主管药品生产和质量管理的负责人需具有中药专业知识。中药制剂生产企业主管药品生产和质量管理的企业负责人，除药学专业者外，其他相关专业者还需经中药专业知识的培训和学习，如药用植物学、中药鉴定学、中草药植物化学、中药制剂学、中药炮制学等。

一、企业负责人

药品的质量责任由企业的法定代表人负责，质量管理体系的运行需要由最高管理者来指挥，《药品生产质量管理规范》（2010年修订）中对企业负责人这样定义："企业负责人是药品质量的主要责任人，全面负责企业日常管理。为确保企业实现质量目标并按照本规范要求生产药品，企业负责人应负责提供必要的资源，合理计划、组织和协调，保证质量管理部门独立履行其职责。"

企业应该有一个书面的质量方针，质量方针要表明企业关于质量方面的全部意图和方向，企业负责人不但要参与质量方针的制定，还要确保企业的各个层次人员的理解和执行。企业还应不断对质量方针评审，评审质量方针是否反映了企业的目标。企业负责人需要组织质量管理体系的建立过程的策划，以保证药品的生产在一个有效的质量管理体系下完成，企业应规定一定的时间间隔由企业负责人开展管理评审。企业负责人还应该保障资源的提供，其中包括人力资源、基础设施和工作环境。药品生产企业建立的质量管理体系是在法规环境下的，企业负责人有责任保证把法规的要求传达到企业的各个管理层或机构。

二、生产管理负责人与质量管理负责人

（一）生产管理负责人

生产管理负责人应至少具有药学或相关专业本科学历（或中级专业技术职称或执业药师资格），具有至少三年从事药品生产和质量管理的实践经验，其中至少有一年的药品生产管理经验，接受过与所生产产品相关的专业知识培训。

生产管理负责人的主要职责如下。

1. 确保药品按批准的工艺规程生产、贮存，以保证药品质量。

2. 确保严格执行与生产操作相关的各种操作规程。

3. 确保批生产记录和批包装记录经过指定人员审核并送交质量管理部门。

4. 确保厂房和设备的维护保养，以保持其良好的运行状态。

5. 确保完成各种必要的验证工作。

6. 确保生产相关人员经过必要的上岗前培训和继续培训，并根据实际需要调整培训内容。

（二）质量管理负责人

质量管理负责人应至少具有药学或相关专业本科学历（或中级专业技术职称或执业药师资格），具有至少五年从事药品生产和质量管理的实践经验，其中至少一年的药品质量管理经验，接受过与所生产产品相关的专业知识培训。

质量管理负责人的主要职责如下。

1. 确保原辅料、包装材料、中间产品、待包装产品和成品符合经注册批准的要求和质量标准。

2. 确保在产品放行前完成对批记录的审核。

3. 确保完成所有必要的检验。

4. 批准质量标准、取样方法、检验方法和其他质量管理的操作规程。

5. 审核和批准所有与质量有关的变更。

6. 确保所有重大偏差和检验结果超标已经过调查并得到及时处理。

7. 批准并监督委托检验。

8. 监督厂房和设备的维护，以保持其良好的运行状态。

9. 确保完成各种必要的确认或验证工作，审核和批准确认或验证方案和报告。

10. 确保完成自检。

11. 评估和批准物料供应商。

12. 确保所有与产品质量有关的投诉已经过调查，并得到及时、正确的处理。

13. 确保完成产品的持续稳定性考察计划，提供稳定性考察的数据。

14. 确保完成产品质量回顾分析。

15. 确保质量控制和质量保证人员都已经过必要的上岗前培训和继续培训，并根据实际需要调整培训内容。

企业应设立独立的质量管理部门，履行质量保证和质量控制的职责。质量管理部门可以分别设立质量保证部门和质量控制部门。质量管理部门应参与所有与质量有关的活动，负责审核所有与GMP相关的文件。质量管理部门人员不得将职责委托给其他部门的人员。

（三）共同职责

生产管理负责人和质量管理负责人通常有下列共同的职责。

1. 审核和批准产品的工艺规程、操作规程等文件。

2. 监督厂区卫生状况。

3. 确保关键设备经过确认。

4. 确保完成生产工艺验证。

5. 确保企业所有相关人员都已经过必要的上岗前培训和继续教育培训，并根据实际需要调整培训内容。

6. 批准并监督委托生产。

7. 确定和监控物料和产品的贮存条件。

8. 保存记录。

9. 监督本规范执行状况。

10. 监控影响产品质量的因素。

三、质量授权人

《药品生产质量管理规范》（2010年修订）中对质量授权人这样要求："质量授权人应至少具有药学或相关专业本科学历（或中级专业技术职称或执业药师资格），具有至少五年从事药品生产和质量管理的实践经验，从事过药品生产过程控制和质量检验工作。质量授权人应具有必要的专业理论知识，并经过与产品放行有关的培训，方能独立履行其职责。主要职责包括：①参与企业质量体系建立、内部自检、外部质量审计、验证以及药品不良反应报告、产品召回等质量管理活动；②承担产品放行的职责，确保每批已放行产品的生产、检验均符合相关法规、药品注册要求和质量标准；③在产品放行前，质量授权人必须按上述第2项的要求出具产品放行审核记录，并纳入批记录。由此可以将药品质量授权人理解为：依据国家有关规定，接受企业授予的药品质量管理权利，负责对药品质量管理活动进行监督和管理，对药品生产的规则符合性和质量安全保证性进行内部审核，并承担药品放行责任的高级专业管理人员。

质量授权人在履行职责时，必须始终遵守和实施有关药品管理法规或技术规范，树立质量意识和责任意识，以实事求是、坚持原则的态度，在履行相关职责时把公众利益放在首位，以保证药品质量，保障人民用药安全、有效为最高准则。这也是授权人的工作目标和工作宗旨。具体地讲，授权人在实施全面质量管理中应履行以下职责。

1. 监控药品质量管理体系 从授权人的科学内涵看，授权人是一项质量管理工作制度，授权人是一个团队。授权人要发挥团队的作用，必须依靠制度来落实质量管理。因此，授权人必须首先建立或完善质量管理体系，并实施质量管理体系，以确保其有效运作。主要包括：①培训管理；②质量管理部门的管理；③自检；④纠正和预防措施。

2. 负责以下的质量管理工作，行使决定权

（1）每批物料及成品放行的批准。

（2）质量管理文件的批准。

（3）工艺验证和关键工艺参数的批准（包括药品研发）。

（4）主批生产记录（空白批生产记录）的批准。

（5）物料及成品内控质量标准的批准。

（6）负责变更的批准（包括技术改造）。

（7）不合格品处理的批准。

（8）产品召回的批准。

3. 参与以下质量管理工作，行使否决权

（1）关键物料供应商的审计和批准。

（2）关键生产设备的选取。

（3）生产、质量、物料、设备和工程等部门的关键岗位人员的选用。

（4）其他对产品质量有关键影响的活动。

4. 参与对食品药品监督管理部门沟通

（1）在企业接受药品 GMP 认证或药品 GMP 跟踪检查的现场检查期间，授权人应作为企业的陪同人员，协助检查组开展检查；并按规定将缺陷项目的整改情况上报食品药品监督管理部门。

（2）每年至少一次向食品药品监督管理部门上报企业的药品 GMP 实施情况和产品的年度质量回顾分析情况。

（3）督促企业有关部门履行药品不良反应的监测和报告的职责。

（4）其他应与食品药品监督管理部门进行沟通和协调的情形。

5. 质量授权人的法律地位及责任 在我国当前的药品管理体系，授权人制度是创新性的一种企业内部质量管理模式。对授权人的管理，还需进一步完善相关法规，还需进一步明确授权人的法律地位和责任。但授权人履行药品质量管理职责，确保药品质量的工作行为是应当受法律保护的。同时，授权人必须按照规定，严格履行工作职责。如果授权人在履行职责时，玩忽职守或失职渎职，也应承担相应的责任。

我国各省均对授权人的责任做了规定。如广东省食品药品监督管理局出台的《广东省药品生产质量授权人管理办法（试行）》第十八条之规定：因授权人玩忽职守、失职渎职等行为，造成以下情形之一的，应当追究授权人的工作责任；情节严重的，省食品药品监督管理局将责成企业另行确定授权人，并视情形给予通报。有违法行为的，依法追究授权人的法律责任。

培训

培训是实施药品GMP的重要环节。企业应指定部门或专人负责培训管理工作，应有经生产管理负责人或质量管理负责人审核或批准的培训方案或计划，培训记录应予保存。与药品生产、质量有关的所有人员都应经过培训，培训的内容应与岗位的要求相适应。除进行药品GMP理论和实践的培训外，还应有相关法规、相应岗位的职责、技能的培训，并定期评估培训的实际效果。高风险操作区（如高活性、高毒性、传染性、高致敏性物料的生产区）的工作人员应接受专门的培训。

对企业人员培训要求的评定标准应具体化，对人员培训要求提到新的高度。培训内容注重实际效果，重点是GMP相关知识、岗位操作理论知识和实践操作技能；此外还应包括安全知识等内容。应制定健全的培训制度，制订年培训计划，培训应有讲义、考核试卷等。对参加培训人员要记录，并建立培训档案。检查员需检查岗位专业技术培训的内容，应包括：与本岗位生产操作有关的产品工艺操作技术、设备操作技术以及相关的技术知识等；检查生产操作人员的个人培训档案，是否有经专业技术培训考核合格上岗的记录等。对于从事原料药生产、从事中药饮片与制剂相关、从事生物制品制造，以及从事高风险操作等特殊要求的人员，应通过专业技术培训后方能上岗。

一、培训计划

药品生产企业应明确主管员工培训教育工作的职能部门或专职管理人员。每年度应有员工培训年度计划，其内容包括培训日期、培训内容、培训对象、参加人数、授课人、课时安排、考核形式以及负责部门等。培训计划必须由企业主管领导批准，颁发至有关部门实施。现场检查时，检查员需重点关注以下内容。

1. 检查企业是否制定年度培训计划，并经过包括质量部主管在内的企业相关领导批准。

2. 培训计划是否与企业自检或内部审计发现的问题相结合且有针对性，各部门是否制定针对本部门内的培训计划。

3．部门培训计划是否考虑针对每个员工的知识和技能差距制定特殊的培训项目。

4．企业的整体培训计划是否经过质量部的参与和审核。

5．企业是否制定了培训的经费预算，能否得到经费保障等。

二、培训实施

培训计划的具体实施应考虑到以下方面，包括培训目的、培训对象、培训课程、培训形式、培训内容、培训讲师、培训时间、培训费用等。

1．**培训目的** 每个培训项目都要有明确的目的或目标，即为什么培训？要达到什么样的培训效果？怎样培训才有的放矢？培训目的要简洁，具有可操作性，最好能够衡量，这样就可以有效检查人员培训的效果，以便于后续的培训评估。

2．**培训对象** 哪些人是主要培训对象？根据二八法则，20%的人是公司的重点培训对象。药品生产企业各级管理人员，生产、检验、设备维修人员以及与生产活动、药品质量有关的其他人员均应接受培训教育。其中，中高层管理人员、关键技术人员、质量管理人员以及业务骨干等为重点培训对象。确定培训对象还因为需要根据人员，对培训内容进行分组或分类，把同样水平的人员放在一组进行培训，这样可以避免培训浪费。

3．**培训课程** 年度培训课程一定要遵循轻重缓急的原则，分为重点培训课程、常规培训课程和临时性培训课程三类。其中重点培训课程主要是针对药品生产企业的共性问题、未来发展大计进行的培训，或者是针对重点对象进行的培训。这类培训做得好可以极大提高企业的竞争力，有效弥补企业不足。因此，这类培训需要集中公司人力、物力来保证。

4．**培训形式** 培训形式的分类方式多样，大体可以分为内训和外训两大类。其中内训包括集中培训、交流讨论、个人学习等；外训包括外部短训、进修、专业会议交流等。也可按照培训目的分类，大致可包括以下内容。

（1）新员工培训 对接受培训人员进行综合介绍，使他们了解药品的特殊性和产品质量的重要性，组织参观生产操作现场，了解企业的规章制度。

（2）岗位培训 不仅使员工对所在岗位专业知识、技能应知应会，更重要的是促使他们能够按照质量管理要求和标准操作规程正确做好本岗位工作，达到标准化、规范化。

（3）继续培训 以药政法规及国家有关政策、新的标准操作规程、新的操作系统为主，同时也可根据实际需要巩固和深化原来的培训内容。

5. 培训内容　培训内容以药品生产质量管理规范为主，同时对质量法规、质量管理基本知识、专业知识链接、岗位技能、岗位操作、岗位责任、卫生规范等相关内容进行培训教育。根据不同对象，培训教育的侧重点应有所不同。

对从事洁净区、无菌生产区、搞生物活性、高毒性、强污染性、高致敏性及有特殊要求的生产操作和管理人员应给予特殊的培训教育；从事生物制品制造的全体人员（包括清洁人员、维修人员）应根据其生产的制品和所从事的生产操作进行专业（卫生学、微生物学等）和安全防护培训；从事放射性药品生产操作人员及检验人员应经专业技术及辐射防护知识培训；从事原料药生产的人员应接受原料药生产操作的有关知识培训。具体培训内容及对象可参见表1-1。

表1-1　各类管理人员的培训内容

培训内容	管理人员类别							
	产品开发	制造工艺	采购供应	营销	质量控制	一般管理人员	中级管理人员	厂级管理人员
药品管理法	√	√	√	√	√	√	√	√
GMP	√	√	√	√	√	√	√	√
质量概念	√	√			√	√	√	√
质量职能					√	√	√	√
进口药品管理办法	√		√	√	√			√
新药评审办法	√				√			√
供应商质量体系评估			√		√			√
工艺规程、岗位操作法	√	√	√		√			√
岗位标准操作程序（SOP）	√	√			√			√
产品质量检验规程			√		√			√
药品流通监督管理办法				√	√			√
标准化法和计量法	√				√			√
药品包装管理办法		√	√	√	√			√
特殊药品管理办法	√		√	√	√			√
质量信息、质量成本	√				√	√	√	√
环境保护法	√	√			√			√
实验动物管理条例	√				√			√
职业道德	√	√	√	√	√	√	√	√

6. **培训讲师** 讲师在培训中起到了举足轻重的作用，讲师分为外部讲师和内部讲师。涉及外训或者内训中关键课程以及企业内部人员讲不了的，就需要聘请外部讲师。企业在设计年度培训计划时，可以确定讲师的大体甄选方向和范围，等到具体培训时，再最后确定。

7. **培训时间** 年度培训计划的时间安排应具有前瞻性，要根据培训的轻重缓急安排。时机选择要得当，以尽量不与日常的工作相冲突为原则，同时要兼顾学员的时间。一般来说，可以安排在生产经营淡季、周末或者节假日的开始一段时间。并应规定一定的培训时数，以确保培训任务的完成和人员水平的真正提高。

8. **培训费用** 预算方法很多，如根据销售收入或利润的百分比确定经费预算额，或根据公司人均经费预算额计算等。在预算分配时，不能人均平摊。培训费用应向高层领导、中层管理者以及技术骨干人员倾斜。

现场检查时，检查员需重点关注以下内容。

（1）企业是否按照培训计划实施培训；是否有培训记录、培训教材或教案；未参加人员是否进行补课。

（2）管理人员是否接受药品管理法律法规以及GMP等培训，了解国家药品管理相关法律法规及其发展、变更情况。

（3）生产人员是否接受了至少包括专业技术、岗位文件、制剂理论基础、实际操作，以及安全生产方面的培训。

（4）质量人员是否接受了至少包括药品相关法规、GMP和相关指导，专业知识及相关SOP培训，质量保证岗位培训，质量检验岗位培训。

（5）所有人员是否都进行了卫生要求培训；进入洁净区人员（包括生产人员、清洁人员、维修人员等）是否还接受了微生物学知识链接与洁净/无菌作业方面的培训。

（6）企业各级人员是否接受了GMP相关培训。

（7）从事特殊要求产品生产或检验的人员是否接受了相应的培训。如原料药生产特定工艺和操作，中药材鉴别，微生物学，从事高风险作业（高生物活性、高毒性、强污染性、高致敏性、放射性等）的专业技术、安全防护培训等。

三、培训的考核与归档

受培训教育的员工，经培训后应进行考核，考核的形式可以使口试、笔试或现场实物操作；企业对员工的培训，应设立员工个人培训记录，记录员工个人每次培训的情况，以便日后对员工的考察。员工个人培训记录内容可以包括：姓名，职称，岗位或职务，每次培训的日期、内容、课时、考核情况及结果（试卷或学习心得等）以及负责培训的部门。现场检查时，检查员需对培训记录的归档情况以及培训的有效性评价做重点关注。

【技能操作】

组织机构图设计

一、操作步骤

现有一新建药厂，厂区由生产车间、仓库、餐厅、办公室、研究所，中试、质检、变电所、公用设施动力站、锅炉房等组成。生产车间的设备有：热风循环烘箱、高效低噪粉碎机、多向运动混合机、槽形混合机、高效混合制粒机、整粒机、自动打包机等机械组成。厂区的绿化面积为总厂的40%~50%，周边都种植树，并有自建道路，交通非常方便。

该药厂组织机构实行总经理领导下的副总经理负责制，公司实行全员劳动合同制，下设各个部部长具体分管有关职能。组织机构图如图1-1。

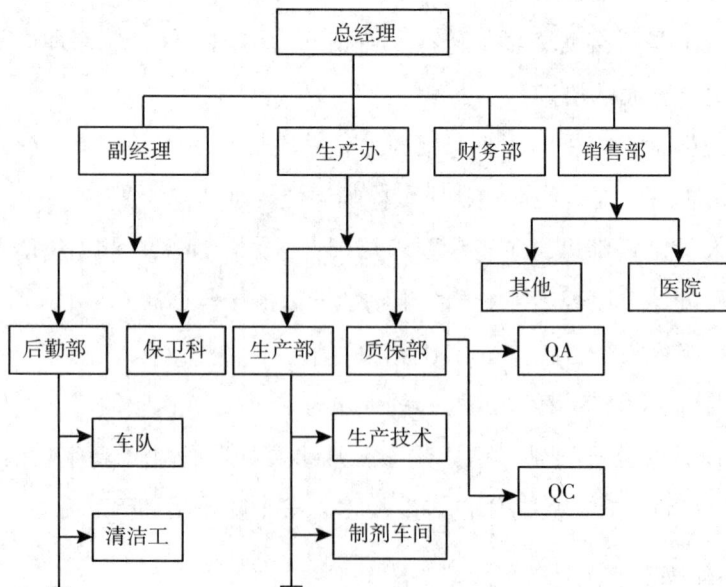

图1-1　组织机构图

二、分析与讨论

1. 该组织机构图是否符合《药品生产质量管理规范》（2010年修订）？

2．如不符合 GMP（2010年修订）要求，请写出该药厂的组织机构图。

3．试写出质量管理体系和生产管理体系组织机构图。

三、思考题

企业质量副总能否兼任质量授权人？

编制培训计划表

一、操作步骤

1．根据《药品生产质量管理规范》（2010年修订）确定培训对象，对培训对象进行合理分类。

2．请把培训时间、培训内容、培训对象、培训形式、课时、授课人、培训对象、考核形式以此填入表1-2中。培训内容请参照表1-1。

表1-2　培训计划表

序号	培训时间	培训内容	培训形式	课时	授课人	培训对象	考核形式

二、分析与讨论

1．该培训计划应由哪个部门负责制定？

2．质量管理部、生产管理与设备部、销售部是否应独立列出培训计划？

三、思考题

想一想培训效果如何评价?

考核评价标准

测试项目	技能要求	分值	细化分值
实训准备	着装整洁,符合GMP对人员着装要求	5	5
	不符合GMP对人员着装要求		0
实训记录	正确、及时、真实记录实验相关数据,不得存在虚假	10	10
	虚假、相互抄袭实验设计及实验数据		0
实训考勤	全勤	10	10
	请假		6
	迟到、早退		2
	旷课		0
技能操作	1. 组织机构设计	20	
	按照GMP设计组织机构,岗位划分合理、规范、明了、可行性强		20
	按照GMP设计组织机构,岗位划分较合理、规范、明了、可行性一般		16
	按照GMP设计组织机构,岗位划分不合理、规范、明了、可行性差		8
	未按照GMP设计组织机构,岗位划分不合理、规范、明了、可行性差		0
	2. 编制培训计划	20	
	按照GMP编制培训计划,计划拟定合理、培训对象合规、培训内容符合要求、可行性强		20
	按照GMP编制培训计划,计划拟定较合理、培训对象较合规、培训内容比较符合要求、可行性一般		16
	按照GMP编制培训计划,计划拟定不合理、培训对象不合规、培训内容不符合要求、可行性差		8
	没按照GMP编制培训计划,计划拟定不合理、培训对象不合规、培训内容不符合要求、可行性差		0
清场	按要求清洁仪器设备、实验台、摆放好所用药品	10	10
	未按要求清洁仪器设备、实验台、摆放好所用药品		0
实训报告	实验报告工整,项目齐全,结论准确,并能针对实训内容进行分析讨论,并记录讨论结果	25	25
	实验报告较工整,项目齐全,结论较准确,并能针对实训内容进行分析讨论,并记录讨论结果		18
	实验报告不工整,项目不齐全,结论不准确,没能针对实训内容进行分析讨论,没记录讨论结果		10
合计			100

实训二　药厂布局和硬件设施设计

【实训目的】

1. 通过绘制药品生产车间平面图，掌握GMP对不同药品的生产厂房、空调系统、工艺水系统的要求及车间布局设计的基本要求和步骤。
2. **熟悉**　设备布局的基本原则与要求。
3. **了解**　车间内不同的物料转运方式的应用。

【实训内容】

1. 设计车间平面布局。
2. 绘制车间平面布局图。

【知识链接】

药品生产厂房布局

GMP（2010年修订）第五十条：生产区和贮存区应有足够的空间，以有序地存放设备、物料、中间产品、待包装产品和成品，避免不同药品或物料的混淆，避免交叉污染，避免生产或质量控制操作发生遗漏或差错。

在药品生产车间布局时应考虑：①物料和产品特性对人体的伤害预防，包括物料和产品的暴露等级和对人体的有害等级，对生产区域进行洁净等级划分；②人流、物流、容器流及废物流可能造成的交叉污染；③产品的数量；④生产设备的工艺水平。具体设计步骤可如下所述。

1. **物流规划**　在人流和物流规划中，首先考虑是物流的规划，也就是生产工艺路线。合理的物流路线与物料的传递方式紧密相关。常见的物料传递方式有三种：垂直传料、气动/真空传料、容器传料。在厂房车间设施设计中，需要综合考虑运输工具、储存区域、上/下料设备以及清洗因素，在实际操作中，往往是三种传料方式的组合。

垂直传料：需要高层或者多层的建筑结构设计，优点是减少或避免了生产工序间的操作，不受到生产设备批次能力限制，物料暂存区域设置减少。

气动/真空传料：可将物料传送所需的空间最小化，减少运输时间，在平层建筑结构即可满足要求。但清洗和物料隔离因素限制了该技术应用。

容器传料：是为了满足特殊工艺设备（如混合机）的技术需求，或者是因为中转的需要。

物流规划设计的基本原则如下。

（1）综合考虑物流路线合理性，最小化交叉污染。包括：更有逻辑性、更直接、更顺畅等。

（2）避免洁净设备/部件和未清洗设备/部件共用同一储存区域。

（3）运输距离最短。

（4）采取合适的保护措施，避免交叉污染。

（5）进入有空气洁净度要求区域的原辅料、包装材料等应有清洁措施，如设置原辅料外包装清洁室，包装材料清洁室等。

（6）进入不可灭菌产品生产区的原辅料、包装材料和其他物品，除满足以上要求外还应设置灭菌室和灭菌设施。

（7）生产过程中产生的废弃物出口不宜与物料进口合用一个气闸或传递窗（柜），宜单独设置专用传递设施。

（8）分别设置人员和物料进出生产区域的通道，极易造成污染的物料（如部分原辅料、生产中废弃物等）必要时可设置专用出入口。

（9）生产操作区内应只设置必要的工艺设备和设施。用于生产、贮存的区域不得用作非本区域内工作人员的通道。

（10）输送人和物料的电梯宜分开。电梯不宜设在洁净区内。必需设置时，电梯前应设置气闸室或其他确保洁净区空气洁净度的措施。

（11）清洁工具洗涤、存放室宜设在洁净区域外。如需设在洁净区内，其空气洁净度等级应与本区域相同。

（12）无菌工作服的洗涤和干燥设备宜专用。在A级单向流下整理，并及时灭菌。

（13）在物料运输中充分考虑人机工程设计，如提升机、合适的走道宽度和门洞宽度。

2. 人流规划　人流规划主要关注人员对产品、产品对人员及生产环境的风险，涉及的人员包括一般员工，生产人员，参观人员，维护人员等。从保护产品角度来讲，人流规划措施如下。

（1）医药洁净厂房要配备对人员进入实施控制的系统，如门禁系统。

（2）医药洁净厂房应设置人员净化通道和生活用室。人员净化通道应包括雨具存放室、换鞋室、存外衣室、盥洗室、更换洁净工作服室、气闸室或风淋室等。

（3）厕所、淋浴室、休息室等生活用室，可根据需要设置，但不得对洁净区产生影响。

（4）不同洁净等级的洁净室宜单独设置。无菌区和非无菌区应分别布置。

（5）人员净化室和生活用室的设施应符合下列要求：人员净化室入口，应配置净鞋设施；外衣和洁净工服存放及更换应分别设置；盥洗室应设洗手和消毒设施；厕所和浴室不得设置在洁净区内；通过人员净化室进入洁净区入口，应设置气闸室。

人流不要求一定是单向流。但尽量减少与物流的交叉。对人员不宜同时进/出的区域，除了按规范管理要求之外，还要配备门的互锁或报警灯系统。

3. 生产区平面布局设计　为了减少交叉污染对产品或人员的影响，在生产区平面布局设计中，要综合考虑以下因素，最终确定最小的洁净区生产空间。这不仅有利于管理、减少环境清洁及消毒工作，也有利于节约能源。

（1）操作单元的逻辑顺序合理。称量间宜靠近原辅料室，其空气洁净度等级宜同配料室；医药工业洁净厂房内应设置与生产规模相适应的原辅材料、半成品、成品存放区域，且尽可能靠近与其相联系的生产区域，减少运输过程中的混杂与污染。存放区域内应设置待验区、合格品区和不合格品区。

（2）建筑物空间的隔离和围堵策略应用，减少交叉污染。在不同洁净等级区域设置缓冲间、更衣间。清洗间或灭菌室与洁净室之间应设置气闸室或传递窗（柜），用于传递原辅料、包装材料和其他物品。

（3）工艺设备本身及清洗的空间需求。

（4）工艺设备支持系统的空间需求。

（5）人员支持空间（如休息室）。

（6）设备维护保养空间等因素。

4. 包装区设计　GMP（2010年修订）第五十七条对制药企业包装区设计规定：用于药品包装的厂房或区域应合理设计和布局，以避免混淆或交叉污染。如同一区域内有数条包装线，应有隔离措施。在包装区设计时以下方面值得关注。

（1）避免混淆　大量原辅料、包材及成品会同时存放在现场，且周转频繁。

（2）合适的环境　包装机头部位存在暴露工序，外包材发尘量大。

（3）采取措施，避免交叉污染　同一条生产线可能生产不同产品，线—线之间不同产品有潜在的相互污染，包装后工序的外包材对前工序暴露的药品和内包材的污染。

（4）合适的物理操作空间　大量原辅料、包材及成品会同时存放在现场，且周转频繁。

（5）合适的人流、物流路线　同一条包装线，一般需要3个以上操作人员。半成品运输过程会产生污染。

（6）易于清洁　包装设备自动化程度高，结构复杂。

针对以上风险，我们可以通过以下设计理念的实施，减少或消除风险。

（1）对内外包材，成品储存区域分别布置。

（2）隔离不同产品生产线。

（3）尽可能采用密闭生产工艺，减少走廊占用和运输中物料交叉污染。

（4）建立有序的人流和物流，保持最小量交叉。

（5）对不同的工艺单元，设置明确的暂存区。

（6）使用易于清洁的工艺设备。

（7）提供合适的生产环境。

固体制剂车间布局

固体制剂是我国制药生产企业中的普遍剂型，常用的固体剂型有片剂、颗粒剂、胶囊剂、散剂等。在固体制剂的制备过程中，首先将物料进行粉碎与过筛然后经过制粒工序后才能加工成各种剂型。固体制剂车间具有周转的物料量大、中转次数多、工人人数较多、生产工序粉产量较大、多品种生产时容易造成人物流交叉污染等特点，因此在车间工艺平面布局的时候要考虑周全，做到人流、物流走向合理、工艺流程顺畅、工艺设备的合理布置、粉尘控制得当。

1. **人流、物流走向**　人流、物流通道应该设置在不同方向，这样能够避免人流、物流交叉污染带来的风险。物流运输主要是指原辅料、半成品、包材、成品等的流向。固体制剂车间的物流运输量较大，洁净走廊贯穿人流、物流通道；因此在满足工艺流程走向的前提下，通过设置缓冲间、气锁，并结合空调系统的压差设计等来减少人流、物流的交叉污染。

2. **物料的转运方式**　传统的固体制剂车间，原辅料、成品、包材主要是通过叉车等工具实现仓库、暂存间与车间之间的物料运输，这在某种程度上增加了工人数量和生产成本；同时要求厂房的均布荷载较大。随着GMP（2010年修订）的全面实施、生产技术的提高、企业对生产管理的优化及受到国内外工厂设计新理念的影响，越来越多的厂房倾向于智能化的物料运输方式，主要体现在以下几个方面：①物料、产品通过自动化、智能化的轨道跨区、跨楼层运输，然后通过物料净化、气锁进出洁净区；这有利于减少人工成本、提高生产效率，降低出错率。②洁净区内的物料主要是通过同层周转料斗运输、真空输送、提升机转运、层间管道投料四种主要方式实现。固体制剂的物料运输方式必须根据车间的产能、面积、资金投入、产品的特性等方面决定。不管采用哪种形式，都必须做到工艺流程顺畅、物料输送路程较短，交叉污染风险小。

3. 粉尘控制设计 固体制剂车间的主要特点是产能大、物料周转量大、粉尘点多。比如湿法制粒、干法制粒、压片、胶囊填充、颗粒包装等工序。一旦混有粉尘的洁净风回到空调系统循环使用，将无法保证洁净厂房的洁净度，而且粉尘会对空调系统造成一定的破坏。因此粉尘的控制设计是车间设计的重点。目前，国内的固体制剂车间主要是通过压差控制、设置除尘罩防止粉尘大面积扩散、设置前室等方式来降低粉尘污染的风险：对于产尘点难以通过除尘罩集中处理的工序，比如制粒、压片、胶囊填充，主要是通过房间全排的方式，即将该功能间的风全部排到室外，防止混有粉尘的风回到系统当中循环使用。

4. 设置粉碎称量中心 GMP（2010年修订）第五十二条规定：制剂的原辅料称量通常应当在专门设计的称量室内进行。第五十三条规定：产尘操作间（如干燥物料或产品的取样、称量、混合、包装等操作间）应当保持相对负压或采取专门的措施，防止粉尘扩散、避免交叉污染并便于清洁。

由于产尘以及生产相关性等原因，建议将固体制剂车间粉碎过筛以及称量过程设置成一个原辅料称量单元。单元内包括物料的粉碎、过筛以及称配过程。由于该区域在粉碎过筛以及称量时，有物料暴露，易产尘，因此，设置整体称量罩，将粉尘有效地控制在称量罩内，降低污染以及交叉污染的风险，并且将粉碎、过筛、称量放在一个集中的区域，设置前室，与其他洁净区功能间相对独立。

5. 设置清洗中心 在车间内设置清洗中心，各工序使用后的器具和洁净服集中在清洗中心进行清洗，可减少各工序独立清洗的设施和人员管理。可以节省面积、减少设备成本，还将车间生产人员与清洗人员合理分开，便于器具管理和人员管理，降低污染风险。

6. 注意防爆设计 某些品种的固体制剂在制粒、包衣工序需要用到乙醇等有机溶剂，因此，如有需要，在制粒、包衣工序，则需充分考虑防爆等条件。沸腾干燥机等设备的防爆型号，通常设置有泄压口，在避免粉尘暴露的同时，充分降低有机溶剂对于操作间的影响。在发生爆炸事故时，可以有效地将爆炸控制在设备内部，降低爆炸的危险性。

7. 工艺设备的合理布置 要根据生产和投资规模合理选用生产工艺设备，提高产品质量和生产效率。设备布置便于操作，辅助区布置适宜。为避免外来因素对药品产生污染，洁净生产区只设置与生产有关的设备、设施和物料存放间。空压站、除尘间、空调系统、配电等公用辅助设施，均应布置在一般生产区。

粉碎机、旋振筛、整粒机、压片机、混合制粒机需设置除尘装置。热风循环烘箱、高效包衣机的配液需排热排湿。

8. 公用工程辅助间的布置 纯化水制备间、空调机房、变配电、热力站等公用工程辅助间的布置应设置在整个厂房的外周、非洁净区域，并尽量靠近其负荷工作区域，以减少管道运输距离，减少能耗、降低成本，降低运输过程中被污染的风险。

【技能操作】

设计车间布局平面图。

一、操作步骤

根据厂房建筑、生产工艺、设备安装检修、安全技术等方面的要求设计口服固体制剂生产车间布局平面图。

具体步骤如下。

1. 收集口服固体制剂生产资料，深入研究整理后，绘制口服固体制剂生产工艺流程图。并在工艺图中标明每个工序的洁净级别、温湿度、粉尘、防爆等具体特征。

2. 按照工艺流程设计车间内部布局，车间内部的功能间分布尽量与工艺流程一致，并尽可能利用工艺过程使物料自动流送，避免物料、中间体和产品有交叉往返的现象。绘制车间布局图，在图中标出人流、物流路线、洁净区划分、需进行压差控制的房间应标出内外压力的差别，同时还应标出产尘量大、需除尘的区域及需防爆设计的区域。

3. 设备的布局应尽量与工艺流程、生产洁净级别相适应，做到整齐流畅。在操作中相互有联系的设备应布置得彼此靠近，并保持必要的间距。这里除了要照顾到合理的操作地位、行人的方便、物料的输送外，还应考虑在设备周围留出堆存一定数量原料、半成品、成品的空地，必要时可作一般的检修场地。

4. 纯化水制备间、空调机房等公用工程房间应布置在普通生产区，尽量靠近其生产负荷区，缩短管道运输距离，降低能耗、成本及被污染的风险。

5. 教师对布局的合理性、可行性评分和总结。

6. 提交工艺流程图，车间平面布局图。

二、分析与讨论

1. 口服固体制剂车间生产区的洁净级别按GMP（2010年修订）要求应当参照"无菌药品"附录中D级洁净区的要求设置。

2. 产尘操作间（如干燥物料或产品的取样、称量、混合、包装等操作间）应当保持相对负压或采取专门的措施，防止粉尘扩散、避免交叉污染并便于清洁。

3. 烘干、包衣等工序可能会用到有机溶媒，应考虑防爆设计。

三、思考题

在口服固体制剂生产中，产尘量大的工序有哪些？该如何防止粉尘扩散？

考核评价标准

测试项目	技能要求	分值	细化分值
实训准备	实训前资料搜集准备充分 实训前没有进行资料搜集	10	10 0
实训考勤	全勤 请假 迟到、早退 旷课	10	10 6 2 0
技能操作	1. 工艺过程的描述 完全清楚描述工艺过程 大致清楚描述工艺过程 不清楚描述工艺过程	10	10 5 0
	2. 工艺流程图的绘制 绘制的流程图完整、合理，且标明每个工序的洁净级别、温湿度、粉尘、防爆等具体特征 绘制的流程图有工序遗漏或不合理，标明部分工序的洁净级别、温湿度、粉尘、防爆等具体特征 绘制的流程图有工序遗漏或不合理，不能标明工序的洁净级别、温湿度、粉尘、防爆等具体特征	15	15 8 0
	3. 绘制车间平面布局图 绘制的车间平面图规划合理，完全标出人流、物流路线、洁净区划分、需进行压差控制的房间标出内外压力的差别、除尘的区域及防爆区域 绘制的车间平面图规划合理，部分标出人流、物流路线、洁净区划分、需进行压差控制的房间标出内外压力的差别、除尘的区域及防爆区域 绘制的车间平面图规划不合理，没有标出人流、物流路线、洁净区划分、需进行压差控制的房间标出内外压力的差别、除尘的区域及防爆区域	35	35 20 0
实训报告	实验报告工整，项目齐全，结论准确，并能针对实训内容进行分析讨论，并记录讨论结果 实验报告较工整，项目齐全，结论较准确，并能针对实训内容进行分析讨论，并记录讨论结果 实验报告不工整，项目不齐全，结论不准确，没能针对实训内容进行分析讨论，没记录讨论结果	20	20 15 10
合计			100

实训三　供应商的审计

【实训目的】

1. **掌握**　GMP对供应商的要求及供应商现场审计工作。
2. **熟悉**　供应商质量评价及采购流程。

【实训内容】

1. 模拟现场审计。
2. 编制并填写相关审计表格存档。

【知识链接】

物料购买是药品生产企业对物流管理的一个非常重要的环节，购买的原辅料质量将对生产出的药品质量产生重大影响。药品生产企业应当按照GMP的要求建立物料供应商的评估、批准、撤销等方面的操作规程，明确供应商的资质，分级标准，各级供应商的选择原则、质量评估方式、评估标准、批准及撤销程序。

供应商质量评价流程如图3-1所示。

供应商的质量评价合格后，建立合格供应商清单目录，并与供应商签订质量保证协议，按照采购计划和物料购进SOP进行采购。采购流程见图3-2。

对于已经认可的、合格供应商应进行日常管理并每年进行一次考核评估，主要包括供应商的资质材料、证明性文件，还可结合问卷调查的方式进行评估。而对于新增供应商；注射剂原辅料、直接影响产品质量的固体制剂用物料、包装材料供应商应定期进行现场审计。通常注射剂原辅料、直接影响产品质量的固体制剂用物料供应商的现场审计周期为三年，内包装材料供应商审计周期为四年。

供应商现场审计工作流程如图3-3所示。

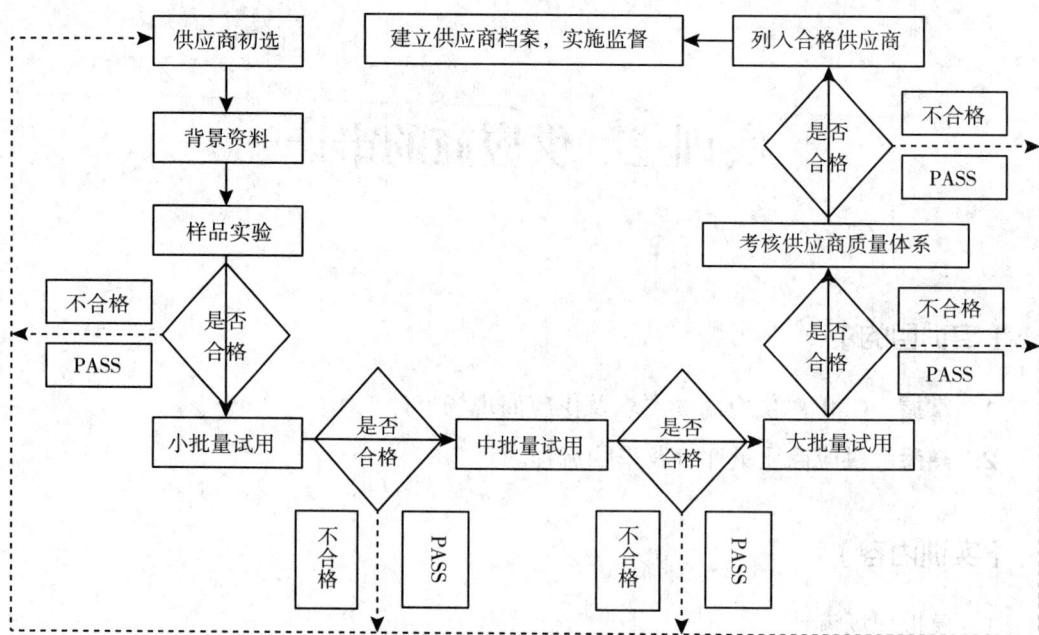

图3-1 供应商质量评价流程图

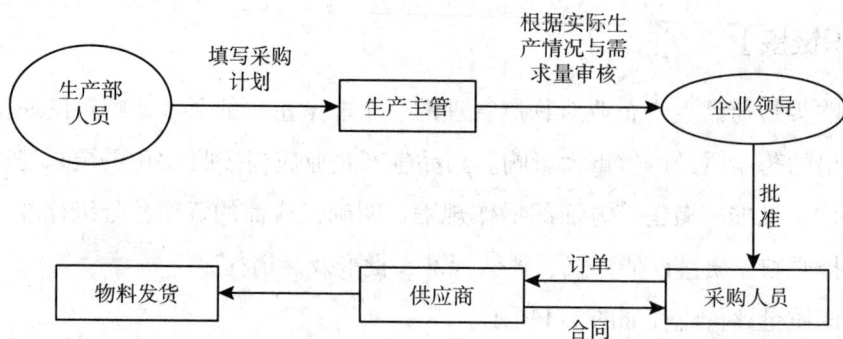

图3-2 采购流程图

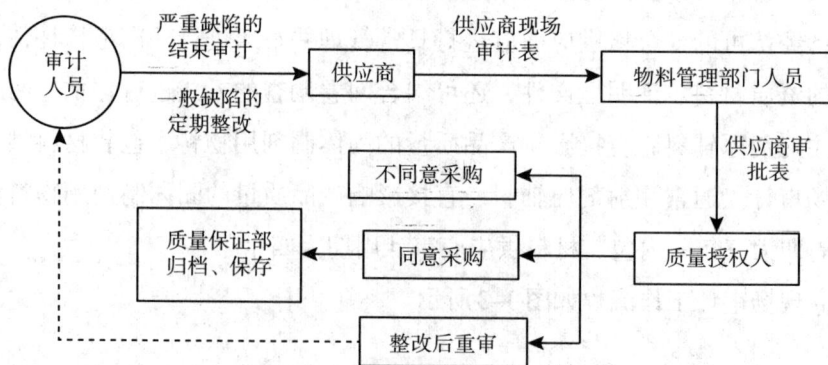

图3-3 供应商现场审计工作流程图

现场审计表见例表3-1、3-2、3-3、3-4。

表3-1 原、辅料供应商现场审计表

机构与人员		
a提供公司组织机构图	是( )	否( )
*b质量管理部门是否独立于其他的部门	是( )	否( )
*c质量管理部门是否配备了足够的人员负责相关工作	是( )	否( )
d关键人员情况以及负责产品放行人员如有变更是否有及时更新信息制度	是( )	否( )
e技术人员和管理人员的比例是否符合要求	是( )	否( )
*f接触产品人员是否建立了健康档案并定期体检	是( )	否( )
g是否建立企业年度培训计划，是否落实培训计划	是( )	否( )
厂房、设施、设备		
*a厂房所处的环境不会对物料或产品造成污染	是( )	否( )
b厂区内是否整洁	是( )	否( )
*c厂房布局是否合理，是否能防止交叉污染	能( )	不能( )
*d厂房的洁净级别是否符合生产要求	是( )	否( )
e是否有关键生产设备和检验仪器一览表	是( )	否( )
*f是否采取了必要的防虫防鼠措施	是( )	否( )
g是否为专用生产车间，如果不是，列出其他产品目录 其他产品目录：	是( )	否( )
*h企业的生产能力是否满足供货需求	是( )	否( )
i对厂房、设施、设备是否进行定期的维护保养	是( )	否( )
*j是否进行了空调系统、工艺用水系统等关键设备的验证	是( )	否( )
物料管理		
*a提供关键物料的清单	是( )	否( )
*b是否对关键物料供应商进行了审计	是( )	否( )
*c关键物料来源是否固定，如有变更，是否及时进行了验证	是( )	否( )
*d所有起始物料是否有相应的质量标准，抽查关键物料检验报告单	是( )	否( )
*e物料的验收、取样、检验及放行是否符合规定	是( )	否( )
*f包装、仓储条件、物料的管理是否有效控制	是( )	否( )
生产管理		
*a提供生产工艺流程图	是( )	否( )
*b批号的管理是否有可追溯性	是( )	否( )
*c批的划分及每批的批量是否合理	是( )	否( )

生产管理

*d混批的控制是否符合要求	是（　）	否（　）
*e生产量和供货量是否匹配	是（　）	否（　）
f是否建立书面的清场、清洁及消毒SOP，执行是否有记录	是（　）	否（　）
*g是否有相应的SOP控制不合格品，抽查落实情况	是（　）	否（　）
*h溶剂或母液的回收是否建立了相应的质量标准	是（　）	否（　）
*i溶媒的套用是否避免了对产品质量的影响	是（　）	否（　）
j回收和套用是否有相应的记录	是（　）	否（　）
*k是否有偏差控制SOP，并严格执行	是（　）	否（　）
l是否建立返工、再加工SOP，并严格执行	是（　）	否（　）
m贴签和包装的管理是否符合要求	是（　）	否（　）

质量管理

*a查看检验方法和质量标准是否规范	是（　）	否（　）
*b成品是否按质量标准实施全项检验	是（　）	否（　）
*c检验能力考评，抽查检验原始记录和检验报告是否规范	是（　）	否（　）
d是否保存用户反馈、投诉记录和处理情况	是（　）	否（　）
e是否建立超限（OOS）控制的SOP，并检查是否落实	是（　）	否（　）
f是否有委托检验，如有，是否得到有效控制	是（　）	否（　）
*g是否对杂质（有机杂质、无机杂志和残留溶剂等）进行了有效控制	是（　）	否（　）
h是否建立了退货产品处理的SOP，并严格执行	是（　）	否（　）
*i是否建立了不合格产品处理的SOP，并严格执行	是（　）	否（　）
j成品放行是否得到有效控制	是（　）	否（　）
k有无企业自检计划，是否按规定的自检频率进行自检	是（　）	否（　）
*l留样及稳定性试验是否符合规定	是（　）	否（　）

产品运输

*a产品运输过程中的包装和储存条件会不会导致产品变质或污染	不会（　）	会（　）

变更控制

a是否建立了变更控制的SOP	是（　）	否（　）
*b对于影响产品质量的变更，是否及时通知物料的使用企业	是（　）	否（　）

审计结论：

建议及要求：

审计组成员签名：

注：*为重点审核项目。

表3-2 内包装材料供应商现场审计表

机构与人员		
a提供公司组织机构图	是（　　）	否（　　）
*b质量管理部门是否独立于其他的部门	是（　　）	否（　　）
*c质量管理部门是否配备了足够的人员负责相关工作	是（　　）	否（　　）
d关键人员情况以及负责产品放行人员如有变更是否有及时更新信息制度	是（　　）	否（　　）
e技术人员和管理人员的比例是否符合要求	是（　　）	否（　　）
*f接触产品人员是否建立了健康档案并定期体检	是（　　）	否（　　）
g是否建立企业年度培训计划，是否落实培训计划	是（　　）	否（　　）
厂房、设施、设备		
*a厂房所处的环境不会对物料或产品造成污染	是（　　）	否（　　）
b厂区内是否整洁	是（　　）	否（　　）
*c厂房布局是否合理，是否能防止交叉污染	能（　　）	不能（　　）
*d厂房的洁净级别是否符合生产要求	是（　　）	否（　　）
e是否有关键生产设备和检验仪器一览表	是（　　）	否（　　）
*f是否采取了必要的防虫防鼠措施	是（　　）	否（　　）
*g企业的生产能力是否满足供货需求	是（　　）	否（　　）
h对厂房、设施、设备是否进行定期的维护保养	是（　　）	否（　　）
物料管理		
*a提供关键物料的清单	是（　　）	否（　　）
b是否对关键物料供应商进行了审计	是（　　）	否（　　）
c关键物料来源是否固定，如有变更，是否及时进行了验证	是（　　）	否（　　）
*d物料的验收、取样、检验及放行是否符合规定	是（　　）	否（　　）
*e仓储条件、物料的管理是否有效控制	是（　　）	否（　　）
生产管理		
*a提供生产工艺流程图	是（　　）	否（　　）
*e生产量和供货量是否匹配	是（　　）	否（　　）
f是否建立书面的清场、清洁及消毒SOP，执行是否有记录	是（　　）	否（　　）
*g是否有相应的SOP控制不合格品，抽查落实情况	是（　　）	否（　　）
*i溶媒的套用是否能避免影响产品质量	是（　　）	否（　　）
j回收和套用是否有相应的记录	是（　　）	否（　　）
l是否建立返工、再加工SOP，并严格执行	是（　　）	否（　　）
物料管理		
*a查看检验方法和质量标准是否规范	是（　　）	否（　　）
*b成品是否按质量标准实施全项检验	是（　　）	否（　　）

续表

物料管理

*c企业的检验能力是否与其质量标准相匹配	是（　　）	否（　　）
*d检验能力考评，抽查检验原始记录和检验报告是否规范	是（　　）	否（　　）
e是否保存用户反馈、投诉记录和处理情况	是（　　）	否（　　）
f是否建立超限（OOS）控制的SOP，并检查是否落实	是（　　）	否（　　）
g是否有委托检验，如有，是否得到有效控制	是（　　）	否（　　）
*h是否对杂质（有机杂质、无机杂志和残留溶剂等）进行了有效控制	是（　　）	否（　　）
i是否建立了退货产品处理的SOP，并严格执行	是（　　）	否（　　）
*j是否建立了不合格产品处理的SOP，并严格执行	是（　　）	否（　　）
k成品放行是否得到有效控制	是（　　）	否（　　）
l有无企业自检计划，是否按规定的自检频率进行自检	是（　　）	否（　　）

产品运输

*a产品运输过程中的包装和储存条件会不会导致产品变质或污染	不会（　　）	会（　　）

变更控制

a是否建立了变更控制的SOP	是（　　）	否（　　）
*b对于影响产品质量的变更，是否及时通知物料的使用企业	是（　　）	否（　　）

审计结论：

建议及要求：

审计组成员签名：

　　注：*为重点审核项目。

表3-3　印刷类包装材料供应商现场审计表

机构与人员

a提供公司组织机构图	是（　　）	否（　　）
*b质量管理部门是否独立于其他的部门	是（　　）	否（　　）
*c质量管理部门是否配备了足够的人员负责相关工作	是（　　）	否（　　）
d关键人员情况以及负责产品放行人员如有变更是否有及时更新信息制度	是（　　）	否（　　）
e技术人员和管理人员的比例是否符合要求	是（　　）	否（　　）
f是否建立企业年度培训计划，是否落实培训计划	是（　　）	否（　　）

厂房、设施、设备

*a厂区内是否整洁	是（　　）	否（　　）
b是否有关键生产设备和检验仪器一览表	是（　　）	否（　　）
c是否采取了必要的防虫防鼠措施	是（　　）	否（　　）
*d企业的生产能力是否满足供货需求	是（　　）	否（　　）
e对厂房、设施、设备是否进行定期的维护保养	是（　　）	否（　　）

续表

物料管理		
a所有起始物料是否有相应的质量标准，抽查关键物料检验报告单	是( )	否( )
*b物料的验收、取样、检验及放行是否合理	是( )	否( )
*c仓储条件、物料的管理是否有效控制	是( )	否( )
生产管理		
*a提供生产工艺流程图	是( )	否( )
*b生产量和供货量是否匹配	是( )	否( )
c是否建立书面的清场、清洁SOP，执行是否有记录	是( )	否( )
*d是否有相应的SOP控制不合格品，抽查落实情况	是( )	否( )
e是否建立返工、再加工SOP，并严格执行	是( )	否( )
质量管理		
*a查看检验方法和质量标准是否规范	是( )	否( )
*b成品是否按质量标准实施全项检验	是( )	否( )
*c检验能力考评，抽查检验原始记录和检验报告是否规范	是( )	否( )
d是否保存用户反馈、投诉记录和处理情况	是( )	否( )
e是否建立了不合格产品处理的SOP，并严格执行	是( )	否( )
f成品放行是否得到有效控制	是( )	否( )
g有无企业自检计划，是否按规定的自检频率进行自检	是( )	否( )
*h是否有印刷模板的控制及清场的管理	是( )	否( )
产品运输		
*a产品运输过程中的储存条件会不会导致产品变质或污染	不会( )	会( )
变更控制		
*a对于影响产品质量的变更，是否及时通知物料的使用企业	是( )	否( )

审计结论：

建议及要求：

审计组成员签名：

注：*为重点审核项目。

表3-4 供应商审批表

供应商名称		供应物料	
供应商地址		联系方式	
审计方式：	资质审计( )		现场审计( )
审计原因：			

续表

存在缺陷：

质量管理部意见：

签名：　　　　　　　　日期：

质量授权人意见：

签名：　　　　　　　　日期：

【技能操作】

一、操作步骤

1. 课前布置任务，要求学生利用网络或其他途径搜集医药原料生产供应商、医药辅料生产供应商和医药包装材料生产供应商的信息资料。

2. 学生分成三组分别扮演供应商、药品生产企业质量保证部门和采购部门，进行供应商资料的提供、展示问答。

3. 模拟现场审计，填写相关审计表格存档。

4. 提交所有资料和审计表格存档。

5. 教师评分和总结。

二、分析与讨论

1. 不能轻易更换供应商，因为每家供应商的原材料质控标准不同，导致产品的质量会出现不稳定现象。

2. 各种表格的填写数据一定要真实、完整，不允许用铅笔填写各种记录表格。

三、思考题

想一想对供应商进行现场审计时有哪些需要特别注意的地方？

考核评价标准

测试项目	技能要求	分值	细化分值
实训准备	着装整洁，符合GMP对人员着装要求 不符合GMP对人员着装要求	5	5 0
实训记录	正确、及时、真实记录实验相关数据，不得存在虚假 虚假、相互抄袭实验设计及实验数据	10	10 0
实训考勤	全勤 请假 迟到、早退 旷课	10	10 6 2 0
技能操作	1.供应商的质量评价 能清楚地知道供应商的质量评价流程 能大致知道供应商的质量评价流程 不清楚供应商的质量评价流程	20	20 10 0
	2.对供应商的现场审计 完全清楚供应商的现场审计流程、并能制定和填写相应的表格 大致清楚供应商的现场审计流程、并能填写相应的表格 不清楚供应商的现场审计流程、不会填写相应的表格	20	20 10 0
清场	按要求清洁仪器设备、实验台，摆放好所用药品 未按要求清洁仪器设备、实验台，摆放好所用药品	10	10 0
实训报告	实验报告工整，项目齐全，结论准确，并能针对实训内容进行分析讨论，并记录讨论结果 实验报告较工整，项目齐全，结论较准确，并能针对实训内容进行分析讨论，并记录讨论结果 实验报告不工整，项目不齐全，结论不准确，没能针对实训内容进行分析讨论，没记录讨论结果	25	25 18 10
合计			100

实训四　物料的进、存、用流程管理

【实训目的】

1. **掌握**　GMP对物料管理的要求。
2. **熟悉**　物料入库、贮存、领取、使用、退回等操作的管理流程。

【实训内容】

1. 模拟领料生产流程。
2. 编制并填写相应表格。

【知识链接】

一、物料的接收

物料购进后，需要先进行初验才能接收入待验库。具体流程见图4-1。

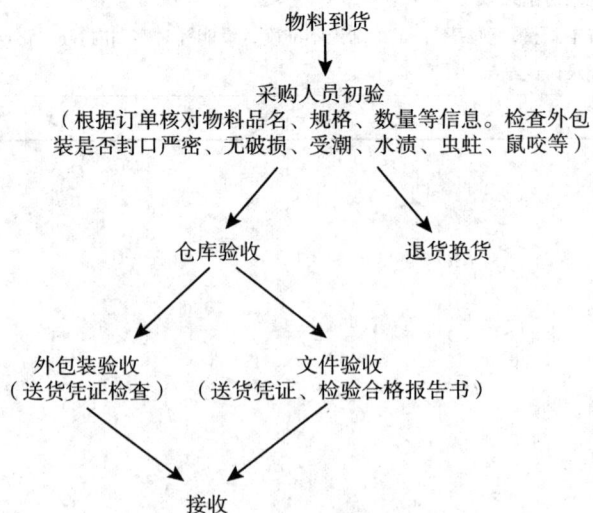

物料到货
↓
采购人员初验
（根据订单核对物料品名、规格、数量等信息。检查外包
装是否封口严密、无破损、受潮、水渍、虫蛀、鼠咬等）

仓库验收　　　　　　　　退货换货

外包装验收　　　　　　文件验收
（送货凭证检查）　（送货凭证、检验合格报告书）

接收

图4-1　物料接收流程图

接收后的物料还需要进行编号、入账等程序。

入库编号=物料代码+年份+月份+顺序号。入账则按下列操作进行：填写"货位卡"（表4-1），置于物料左侧；填写"物料标识卡"（表4-2），贴于物料包装外；建立"物料台账"，填写"物料总账"；将物料分品种、规格、编号置于不同库区，用黄色隔离带隔离，外包装贴上黄色"待验"标志。

表4-1　物料货位卡

物料名称		供应厂家			
批号		包装规格		入库数量	
入库日期		贮存效期		请验日期	
检验单号		进场编号		复验日期	
记录：				单位：	
日期	领料量	退回量	结存量	领料部门	领料人	发料人	备注

表4-2　物料标识卡

货品名称			
规格型号			
货品编码			
货品状态	—合格	—不合格	—待验

二、物料的入库与储存

仓库主要包括：一般库、常温库、阴凉库、冷库、有特殊贮存条件的其他库，以及化学危险品库和特殊药品库等（表4-3）。

表4-3　仓库的类别及要求

仓库类别	具体要求
一般库	无要求
阴凉库	温度：0～30℃，相对湿度：45%～75%。空调控制温湿度
冷库	温度≤20℃。空调控制温湿度
化学危险品库	储存爆炸物、易燃气体、易燃液体、易燃固体等化学危险品
特殊药品库	储存"毒、麻、精、放"类特殊管理药品。专柜加锁并由专人保管

物料接收存放于待验区后，应由仓库管理人员填写"请验单"，经检验后再根据要

求分类存放于不同仓库中的合格品区、不合格品区。具体验收入库流程见图4-2，请验单见表4-4。

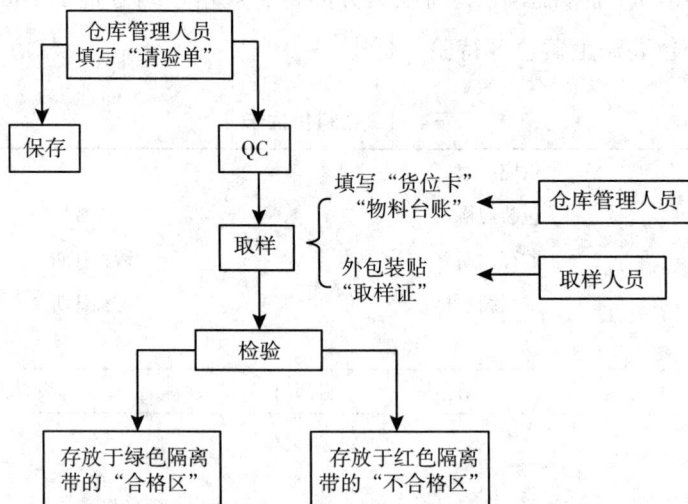

图4-2　物料验收入库流程

表4-4　原辅料/包装材料请验单与取样记录

记录编号：		版次：	
样品名称：		本公司批号：	（质控填写）
物料编码：		生产厂家：	
生产厂家批号：		规格：	
货号：		批量（件数）：	
储存条件：		储存地点：	
生产日期：	年　月　日	储存有效期至：	年　月　日
请验性质：	—初试　　到期复验	—其他：	
请验项目：			
请验人：		请验日期：	年　月　日
取　样　记　录			
物料供应商确认：	—在册的合格供应商　　—候选供应商（样品评价）　　—其他		
取样地点：			
取样前环境检查：			
无菌室和超净台运行正常：□是　　□否			
取样超净台已运行20分钟：□是　　□否			
天平在校验有效期内：□是　　□否			
取样用具是否洁净：□是　　□否			
上次取样清场：□是　　□否			

续表

总取样量：

取样件数：

每件取样量：

检测样量：

短期留样量：

长期留样量：

取样完毕清场：　　　□是　　□否

取样人/时间：　　　　　　　　复核人/时间：

备注：

回执	样品名称：	本公司批号：
	接单人：	接单日期：　　年　　月　　日

三、物料发放与使用

通常物料发放的基本原则：先进先出（FIFO）/近效期先出（FEFO）原则。在物料发放的实际操作过程中还应在遵循FIFO或FEFO的基础上采用零头先发原则，整包发放原则。

物料的发放应凭批生产指令或批包装指令限额领用并记录。在发放和使用过程中必须复核品名、规格、批号、数量、合格状态、包装是否完整等项目。此外，物料的发放和使用过程中必须做到帐、卡、物相符（物料帐、货位卡、实物），发放的同时应在货位卡上进行记录。批生产指令单见表4-5。

表4-5　批生产指令单

公司各有关部门：

经　　　年　　月　　日的"公司生产计划协调会议"研究决定：　　　车间于年　　月　　日开始生产下述品种：

品种名称：　　　　　　　　批号：　　　　　　　　规格：

续表

计划批产量：

其他事项：

请各有关部门务必于计划生产日前做好与本部门有关的各项准备。

发放人：

生产管理部（签章）：　　　　年　　月　　日

生产部部长（签字）：　　　　年　　月　　日

物料消耗核定

序号	物料编号	物料名称	规格	理论用量	规定损耗率%	实际应领数量	备注

对于中间产品和待包装产品的处理流程见表4-6和图4-3。

表4-6　中间产品的处理流程

操作	需QC检验	不需QC检验
储存（生产部）	贴上"中间产品标识"	贴上"中间产品标识"
	贴上"待验"，黄色隔离带隔离	车间管理员管理，直至中控结果出来，下发
	填写中间产品记录、货位卡	下一工序的"批生产指令单"
请验	车间管理员填写"请验单"	生产部中控检查
	QC取样，贴上"取样证"	
处理	QA发放"合格"，继续下一工艺	合格进入下一工序
	QA发放"不合格"，置于"不合格区"	不合格请QC复验

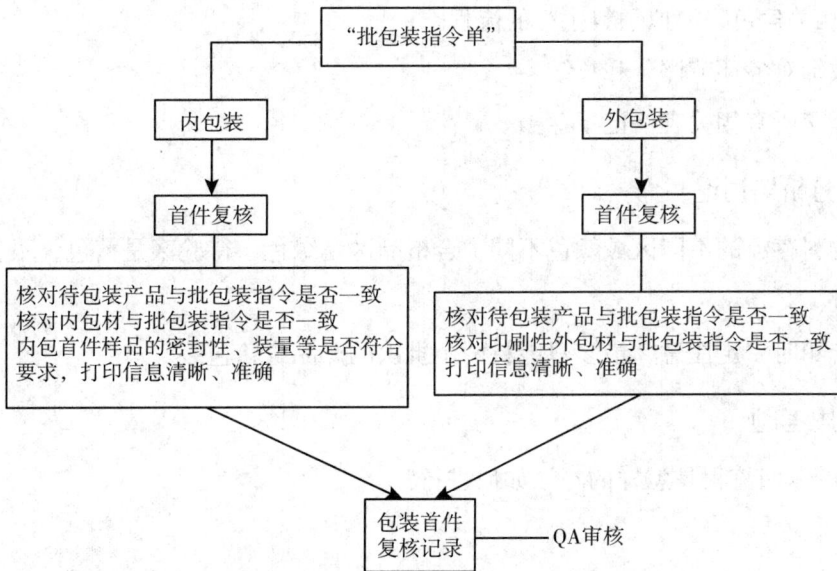

图4-3　待包装产品的处理流程

四、物料的分零和合箱

成品包装零头在下次包装同品种、同规格产品时，发回车间进行合箱包装（若市场需要零头，则可不发回车间合箱）；合箱包装仅限于两个批号。合箱记录见表4-7。

表4-7　产品零头包装存放及合箱记录

产品名称	包装规格	产品批号	零头数量	存放日期	合箱记录				备注
					另批批号	另批数量	合箱时间	合箱人	

【技能操作】

一、操作步骤

在模拟GMP药厂中进行物料的接收、请验、入库、使用等流程的操作。

1. 课前学生按照教师要求，复习关于物料的接收、请验、入库、使用的正确流程。

2. 学生分别扮演仓库管理人员、取样员、领料人、车间管理员、生产部部长等与物料使用相关角色，模拟领料生产的流程。

3．教师对各环节评分和总结。

4．提交所有相关表格记录存档。

二、分析与讨论

1．物料存放的不同区域颜色不同，合格品区是绿色，待验区是黄色，不合格品区是红色。

2．合箱时一定注意，最多只能将两个批次的产品合箱包装。

三、思考题

物料的退回流程是怎样的？该如何进行？

考核评价标准

测试项目	技能要求	分值	细化分值
实训准备	着装整洁,符合GMP对人员着装要求 不符合GMP对人员着装要求	5	5 0
实训记录	正确、及时、真实记录实验相关数据,不得存在虚假 虚假、相互抄袭实验设计及实验数据	10	10 0
实训考勤	全勤 请假 迟到、早退 旷课	10	10 6 2 0
技能操作	1. 物料的接收 完全清楚物料接收的流程,并能正确填写相关记录表格 大致清楚物料接收的流程,并能填写部分相关记录表格 不清楚物料接收的流程,不会填写相关记录表格	10	10 5 0
	2. 物料的入库与储存 完全清楚物料入库与储存的流程,并能正确填写相关记录表格 大致清楚物料入库与储存的流程,并能填写部分相关记录表格 不清楚物料入库与储存的流程,不会填写相关记录表格	15	15 8 0
	3. 物料的发放与使用 完全清楚物料发放与使用的流程,并能正确填写相关记录表格 完全清楚物料发放与使用的流程,并能正确填写相关记录表格 完全清楚物料发放与使用的流程,并能正确填写相关记录表格	15	15 8 0
清场	按要求清洁仪器设备、实验台,摆放好所用药品 未按要求清洁仪器设备、实验台,摆放好所用药品	10	10 0
实训报告	实验报告工整,项目齐全,结论准确,并能针对实训内容进行分析讨论,并记录讨论结果 实验报告较工整,项目齐全,结论较准确,并能针对实训内容进行分析讨论,并记录讨论结果 实验报告不工整,项目不齐全,结论不准确,没能针对实训内容进行分析讨论,没记录讨论结果	25	25 18 10
合计			100

实训五　原辅料、成品和药包材取样管理

【实训目的】

1. **掌握**　质控管理中对取样管理的相关要求。
2. **熟悉**　质量控制实验室的工作职能。

【实训内容】

1. 填写原辅料、成品和药包材取样记录。
2. 能进行取样记录表的编写。

【知识链接】

质量控制（QC）是质量管理的一部分，强调的是质量要求。具体是指通过科学的分析手段，依据建立的实验室管理和各项检验规程，对生产过程的原料、辅料、包装材料、工艺用水、洁净环境、中间产品、成品等进行分析测试。根据得出准确、真实、可靠的实验数据，对生产过程的质量状态作出符合性的判断，质量控制结论是产品放行的依据之一。

质量控制的职能一般包括三个方面：检验（化验）职能、报告职能、预防职能。GMP（2010年修订）对药品质量控制提出了基本要求，详见表5-1。

表5-1　药品质量控制要求（GMP2010版）

第十二条　质量控制的基本要求
1. 应当配备适当的设施、设备、仪器和经过培训的人员，有效、可靠地完成所有质量控制的相关活动
2. 应当有批准的操作规程，用于原辅料、包装材料、中间产品、待包装产品和成品的取样、检查、检验以及产品的稳定性考察，必要时进行环境监测，以确保符合本规范的要求
3. 由经授权的人员按照规定的方法对原辅料、包装材料、中间产品、待包装产品和成品取样
4. 检验方法应当经过验证或确认
5. 取样、检查、检验应当有记录，偏差应当经过调查并记录
6. 物料、中间产品、待包装产品和成品必须按照质量标准进行检查和检验，并有记录
7. 物料和最终包装的成品应当有足够的留样，以备必要的检查或检验；除最终包装容器过大的成品外，成品的留样包装应当与最终包装相同

质量控制实验室是质量控制活动的载体和核心。应当配备适当的设施、设备、仪器和经过培训的人员，以保证有效、可靠地完成所有质量控制的相关活动。

质量控制实验室的所有文件应受控管理，包括起草、修订、发放、存档、销毁等。质量控制实验室的文件应符合GMP（2010年修订）第八章《文件管理》的原则。

质量控制实验室的主要工作内容如下。

1．确保实验室安全运行，并符合GMP（2010年修订）管理规范。

2．根据药典、申报标准，各种法规及企业内部要求制定原辅料、包材、工艺用水、产品过程控制、中间体及成品的质量标准及分析方法。

3．组织取样、检验、记录、报告等工作。

4．对于检验过程中发现的异常现象应及时向质量保证部及相关生产负责人通报，并调查是否为实验室原因。如确认不是或无可查明的实验室原因，应协助查找其他原因。

5．保留足够的起始物料和产品的样品（即留样），以便以后必要时对产品进行跟踪检测。

6．根据需要制定稳定性试验方案，并确保其具体实施。

7．确保用有效的体系来确认、维护、维修和校验实验室仪器设备。

8．参加与质量有关的客户审计。

9．参加与质量有关的投诉调查。

10．根据需要参与和支持生产工艺验证，清洁验证和环境监测工作。

为确定药品或物料的质量是否符合预先制定的质量标准，需要根据制定的取样方案对药品或物料进行取样，取样方案中应明确取样的方法、所用的取样器具，确定取样点、取样频率以及样品的数量和每个样品的重量，盛装样品用的容器等。取样是整个质量控制过程中非常重要的一个环节，对于从一批产品中取出的样品，虽然数量很小，但是对该批整批产品的质量来说却是具有代表性的。因此有必要非常仔细的制定取样计划、执行取样程序。

药品生产的各个环节都有可能需要取样进行质量检查，但是工艺验证、清洁验证和环境监测相关的取样不会在此论述，取样操作主要服务于以下生产阶段的质量控制：包括原材料（包括辅料、活性成分和包装材料）、中间产品、中间过程控制的取样、成品（包括留样的取样）。

一、取样的基本要求

1. 取样人员应该接受相应的培训使其熟悉取样方案和取样流程，他们必须掌握取样技术和取样工具的使用，必须意识到在取样过程中样品被污染的风险并采取相应的安全防范措施，同时应该在专业技术和个人领域得到持续的培训。

2. 应该根据要取的样品选择合适的取样器具。取样器具应该具有光滑表面，易于清洁和灭菌。取样器具使用完后应该立即清洁，必须在清洁、干燥的状态下保存，再次使用前应进行消毒，用于微生物检验样品或无菌产品取样时必须先灭菌。

3. 取样间一般应在特殊房间或特别设计的房间（包括生产区间里的取样间），取样间的洁净级别应等同生产区域并有足够的空间进行取样操作。取样间的人流通道和物料通道要分开，要配备相应的更衣室和取样操作间，同时要考虑取样间的清洁需要配备相应的功能区域。

4. 取样原则和取样数量 取样时可以遵循基于每个物料供应商级别而制定的取样原则。如果未对物料供应商进行分级管理，至少需要按照物料件数取样。

（1）中药材和中药饮片 按照《中华人民共和国药典》2015版一部附录要求进行取样。

当 n < 5 件时，逐件取样；

当 5 ≤ n ≤ 99 件时，随机抽 5 件取样；

当 100 ≤ n ≤ 1000 件时，按 5% 比例随机取样；

当 n > 1000 件时，超过部分按 1% 比例增加取样；

贵重药材和饮片，不论包件多少均逐件取样。

同一包件应至少在 2 ~ 3 个不同部位分别取样 1 份；包件大的应从 10cm 以下深处不同部位分别取样；

一般药材和饮片抽取 100~200 g；

粉末状药材和饮片抽取 25~50 g；

贵重药材和饮片抽取 5~10 g；

（2）原辅料、包装材料 按进货件数随机取样，设总数位 n。不同批号分别取样，相同批号不同时间到达也应分别取样。

当 n ≤ 3 时，逐件取样；

当 3 < n ≤ 300 时，按 $\sqrt{n}+1$ 取样；

当 n > 300 件时，按 $\sqrt{n}/2+1$ 取样；

（3）成品取样　成品取样通常在外包装工序进行取样，非无菌制剂按照原辅料、包装材料的取样计划进行取样，取样量通常根据取样目的来确定。通常为全检三倍量，其中包括检验、复验、留样量。

二、取样管理程序（以原辅料、包装材料取样为例）

1. 填写单据　原辅料、包装材料初检合格后，由仓库保管员填写"申请检验单"，由各部门授权人员按规定频次填写"申请检验单""申请检验单"一式两联，第一联通知取样员取样，第二联留存。

2. 核查单据，准备器具　取样员接到"申请检验单"后，根据请验单的品名、规格、数量计算取样样本数，取样量（取样量至少为一次全检量的3倍），准备取样器具，到规定的地点取样。

3. 取样操作

（1）取样前应先进行现场核对　①核对物料状态标志。物料应置待验区，有黄色待验标记。②请验单内容与实物标记应相符，内容为品名、批号、数量、规格、产地、来源，标记清楚完整。进口原辅料应有口岸药检所的检验报告单。③核对外包装的完整性，无破损、无污染，密闭。如有铅封，扎印必须清楚，无启动痕迹。④现场核对如不符合要求应拒绝取样，向请验部门询问清楚有关情况，并将情况报质量管理部负责人。

（2）按取样原则随机抽取规定的样本件数，清洁外包装移至取样室内取样。

（3）取样程序　开外包装，根据待取样品的状态和检验项目不同采取不同的取样方法：①固体样品用洁净的探子在每一包件的不同部位取样，放在有盖玻璃瓶或无毒塑料瓶内，封口、做好标记（品名、规格、批号等）。②液体样品摇匀后（个别品种除外）用洁净玻璃管或油提抽取，放在洁净的玻璃瓶中，封口、做好标记。③微生物限度检查样品用已灭过菌的取样器在每一包件的不同部位按无菌操作法取样，封口、做好标记。

（4）取样结束　①封好已打开的样品包件，每一包件上贴上取样证。②填写取样记录，内容有取样日期、品种、代号或编号、规格、批号、数量、来源、取样件数、必要的抽样说明和取样人签名等；每件被抽样的容器上要贴上"已取样"。③协助请验部门将样品包件送回库内待验区。④按规定程序清洁取样室。

4. 取样器具的清洗、干燥、贮存按《取样器具的清洗》执行。

5. 取样完毕后，样品交质保部QC负责人。

6．QC负责人接到样品后及时安排监测。

7．检验员按检验操作规程进行检验。

【技能操作】

填写原辅料取样记录

一、操作步骤

（一）实例

某药厂生产西尼地平片，从XXX厂家购买了原辅料及包材，进行原辅料取样检测，操作如下。原辅料取样量见表5-2。

表5-2　原辅料取样量

序号	名称	理化检验样品	微生物限度检查取样	批号
1	西尼地平	30g	10g	1712017
2	聚乙二醇400	300ml	10ml	1711021
3	甘油	750ml	10ml	1710013
4	明胶	135g	10g	1711019

1．准备取样工具

（1）准备清洁干燥的取样器、样品盛容器和辅助工具（手套、样品盒、剪刀、刀子、标签、笔、取样证等）前往规定地点取样。

固体——不锈钢探子、不锈钢勺、不锈钢镊子等。

液体——玻璃取样管、玻璃或塑料油提。

样品盛装容器——具盖玻璃瓶或无毒塑料瓶，自封袋。

以上用于微生物限度检查取样的器具均应灭菌，并在一周内使用。

（2）根据请验单、取样量计算取样件数。

$n \leqslant 3$ 件时：逐件取样；

$3 < n \leqslant 300$ 件时：按 $\sqrt{n}+1$ 取样；

$n > 300$ 件时：按 $\sqrt{n}/2+1$ 取样，如遇小数时，则按四舍五入进为整数。

根据总取样量和取样件数计算每件中平均取样量。例如：取样量为20g，取样件数为5g，则从每件中取样4g。先取微生物检验用样，再取理化检验用样，最后取留样。

2. 取样

（1）按取样原则随机抽取规定的样本件数，清洁外包装移至取样室内取样。

（2）固体原辅料用取样器在包装内上、中、下采样，取出的样品放在清洁、干燥的塑料袋或玻璃瓶中，并标识，需要分样的，应在取样时按要求进行分样处理。液体原辅料：首先要混合均匀，如容器底部有沉淀的应反复搅拌，用干净的玻璃管或其他适宜的工具插入容器取样，所取样品放入带盖玻璃瓶中，标识。需要分样的，应在取样时按要求进行分样处理。

（3）给取出的样品贴上标签，内容包括样品名称、批号、规格、生产厂家、取样人、取样日期、样品储存条件，用于何种检验。

3. 取样结束

（1）取样后，对于桶装物料，将内层塑料袋用扎带扎紧，将桶盖封好；对于袋装物料，需要将取样口用胶带贴封好，同时密封以使贮存阶段内容物产品质量受损的风险降至最小。在被取的包装上贴上取样证。

（2）填写取样单。

（3）将样品包件送回库内待验区。

（4）按规定程序清洁取样室。

4. 取样器具的清洗、干燥、贮存

（1）不锈钢探子（钢勺）、不锈钢镊子（夹子）、硬质玻璃管、磨口三角瓶先用饮用水清洁，然后用清洁液清洗，再用饮用水冲洗干净后，最后用纯化水冲洗三次，晾干储存。

（2）需要进行微生物检查的取样容器清洁晾干后，在取样前于180℃烘烤2小时做灭菌处理，然后放入密闭已灭菌不锈钢盒子内贮存，标示有效期为24小时，过期到使用前需要重新灭菌处理。

（二）请按照该药厂原辅料取样操作，正确填写表5-3。

表5-3 原辅料取样记录表

指令	品名		批号		数量	（略）kg
	取样数量	全检量_____g（ml）实取量_____g（ml）		请检单号		
	样品类别	原料□辅料□	检验项目	理化检验□微生物检验□无菌检验□		
	检验依据		取样依据	GB/T 2829		

取样准备要求	盛样容器	塑料袋□ 玻璃瓶□ 塑料瓶□	处理方式	清洗□不清洗□	
	取样工具	取样吸液管□ 不锈钢勺□		灭菌□不灭菌□	
				灭菌方法	干燥箱内灭菌：（121℃，1小时）□
取样环境	一般区□ 层流罩□ 洁净取样区□	指令人		干燥箱内灭菌：（180℃，2小时）□	
				指令时间	年 月 日
记录	盛样容器	塑料袋□ 玻璃瓶□	处理时间： 年 月 日	处理人	
	取样工具	取样吸液管□ 不锈钢勺□	处理时间： 年 月 日	处理人	
	取样地点	一般区□	层流罩□	洁净取样区□	
	取样过程	供应商	来源批号		
		取样目标量n＝	件□箱□包□桶□	单件数量＝ kg	
		取样点计算公式	□若n≤3，取样件数＝ ，实际取样件数应为 □若n＜300取样件数＝$\sqrt{n}$+1，实际取样件数应为 □若n≥300取样件数＝$\sqrt{\dfrac{n}{2}}$+1，实际取样件数应为		
		取样数量及取样时间	1g（ml） 日 时 分；　4g（ml） 日 时 分； 2g（ml） 日 时 分；　5g（ml） 日 时 分； 3g（ml） 日 时 分；　 g（ml） 日 时 分；		
	取样结束	混合样品，封装，并做好标记（品名、规格、批号、取样日期等）□			
		每件复原方式	原件复原□	加密封措施□	
		是否粘贴取证	是□ 否□	粘贴取样证为 张。	
	取样人		送QC时间	年 月 日	收样人

二、分析与讨论

以上原辅料取样记录表中的相关内容在实例中是否提供有完整信息？若不完整，请自己设想内容添加在实例里面，并完整填写取样记录表。

三、思考题

实验室的质量控制人员应经过与所从事的检验操作相关的实践培训且通过考核，若你为质量控制负责人，你认为应对取样环节做哪些方面的培训或要求？

编制成品与外包材取样操作及记录表

一、操作步骤

原辅料、成品和药品包装材料都必须按照质量标准进行取样检验，并有记录。请参见上述实例，以该药厂为例，设想一个关于西尼地平片成品取样及药包材取样操作案例，并编制取样记录表，完成表格填写。

二、分析与讨论

1. 设计过程中需要注意：防止取样操作对产品和抽取的样品造成污染，并防止产品和抽取的样品之间发生交叉污染。

2. 一般情况下，取样区的空气洁净度级别应不低于被取样物料的生产环境，所取样品不得重新放回到原容器中。

三、思考题

取样流程：取样申请→取样准备→取样→送样，整个过程中的关键点是样品是否具有代表性，怎样的样品是具有代表性的样品？

考核评价标准

测试项目	技能要求	分值	细化分值
实训准备	着装整洁，符合GMP对人员着装要求 不符合GMP对人员着装要求	5	5 0
实训记录	正确、及时、真实记录实验相关数据，不得存在虚假 虚假、相互抄袭实验设计及实验数据	10	10 0
实训考勤	全勤 请假 迟到、早退 旷课	10	10 6 2 0
技能操作	1.填写原辅料取样记录 按照GMP相关要求，根据已知信息填写取样记录；能找到取样操作中的缺失全部信息，并补充完成，填写内容完整、准确 按照GMP相关要求，根据已知信息填写取样记录；能找到取样操作中的部分缺失信息，并补充完成，填写内容准确 按照GMP相关要求，根据已知信息填写取样记录，虽无法判断缺失信息，但能将已知信息正确填于记录表 无法正确填写取样记录表	20	20 16 8 0
	2.编制成品与外包材取样操作及记录表 按照GMP相关要求，正确编制成品与外包材取样操作及记录表，可行性强，表格填写完整性强 按照GMP相关要求，能大部分正确编制成品与外包材取样操作及记录表，错误或缺失内容不影响其可操作性，表格填写较为完整 按照GMP相关要求，能部分正确编制成品与外包材取样操作及记录表，有一些错误或缺失内容，对可操作性有一定影响 无法编制成品与外包材取样操作及记录表	20	20 16 8 0
清场	按要求清洁仪器设备、实验台，摆放好所用药品 未按要求清洁仪器设备、实验台，摆放好所用药品	10	10 0
实训报告	实验报告工整，项目齐全，结论准确，并能针对实训内容进行分析讨论，并记录讨论结果 实验报告较工整，项目齐全，结论较准确，并能针对实训内容进行分析讨论，并记录讨论结果 实验报告不工整，项目不齐全，结论不准确，没能针对实训内容进行分析讨论，没记录讨论结果	25	25 18 10
合计			100

实训六 厂房清洁和验证制度设计

【实训目的】

1. **掌握** GMP对洁净厂房的清洁要求和等级划分；设备设施验证方案和报告的编写。

2. **熟悉** 清洁验证的基本流程。

【实训内容】

1. 洁净区的等级划分及要求，适合生产环节。
2. 清洁验证基本流程和要求。
3. 清洁制度的设计。

【知识链接】

《药品生产质量管理规范》关于验证的内容

确认是证明厂房、设施、设备能正确运行并可达到预期结果的一系列活动，验证是证明任何操作过程（或方法）、生产工艺或系统能够达到预期结果的一系列活动。

验证主要考察生产工艺、操作规程、检验方法和清洁方法等。确认主要针对厂房、设施、设备和检验仪器。《GMP》（2010年修订）关于确认与验证的内容为第七章，其中包括了确认和验证的对象、目的、文件的要求、计划和实施以及对确认和验证状态的维护。

第一百三十八条 企业应当确定需要进行的确认或验证工作，以证明有关操作的关键要素能够得到有效控制。确认或验证的范围和程度应当经过风险评估来确定。

第一百三十九条 企业的厂房、设施、设备和检验仪器应当经过确认，应当采用经过验证的生产工艺、操作规程和检验方法进行生产、操作和检验，并保持持续的验证状态。

第一百四十条　应当建立确认与验证的文件和记录，并能以文件和记录证明达到以下预定的目标：

（一）设计确认应当证明厂房、设施、设备的设计符合预定用途和本规范要求；

（二）安装确认应当证明厂房、设施、设备的建造和安装符合设计标准；

（三）运行确认应当证明厂房、设施、设备的运行符合设计标准；

（四）性能确认应当证明厂房、设施、设备在正常操作方法和工艺条件下能够持续符合标准；

（五）工艺验证应当证明一个生产工艺按照规定的工艺参数能够持续生产出符合预定用途和注册要求的产品。

第一百四十一条　采用新的生产处方或生产工艺前，应当验证其常规生产的适用性。生产工艺在使用规定的原辅料和设备条件下，应当能够始终生产出符合预定用途和注册要求的产品。

第一百四十二条　当影响产品质量的主要因素，如原辅料、与药品直接接触的包装材料、生产设备、生产环境（或厂房）、生产工艺、检验方法等发生变更时，应当进行确认或验证。必要时，还应当经药品监督管理部门批准。

第一百四十三条　清洁方法应当经过验证，证实其清洁的效果，以有效防止污染和交叉污染。清洁验证应当综合考虑设备使用情况、所使用的清洁剂和消毒剂、取样方法和位置以及相应的取样回收率、残留物的性质和限度、残留物检验方法的灵敏度等因素。

第一百四十四条　确认和验证不是一次性的行为。首次确认或验证后，应当根据产品质量回顾分析情况进行再确认或再验证。关键的生产工艺和操作规程应当定期进行再验证，确保其能够达到预期结果。

第一百四十五条　企业应当制定验证总计划，以文件形式说明确认与验证工作的关键信息。

第一百四十六条　验证总计划或其他相关文件中应当作出规定，确保厂房、设施、设备、检验仪器、生产工艺、操作规程和检验方法等能够保持持续稳定。

第一百四十七条　应当根据确认或验证的对象制定确认或验证方案，并经审核、批准。确认或验证方案应当明确职责。

第一百四十八条　确认或验证应当按照预先确定和批准的方案实施，并有记录。确认或验证工作完成后，应当写出报告，并经审核、批准。确认或验证的结果和结论（包括评价和建议）应当有记录并存档。

第一百四十九条　应当根据验证的结果确认工艺规程和操作规程。

《药品生产质量管理规范》（2010年修订）实施指南中，将验证分为前验证、同步验证、回顾性验证和再验证。如表6-1、6-2。

表6-1　前验证

验证类型		验证时间	适用范围
前验证		投入使用前	如果没有充分的理由，任何工艺、过程、设备或物料必须进行前验证。新的生产工艺或当工艺发生重大变化时所进行的工艺验证；无菌产品生产中所采用的灭菌工艺
同步验证		生产中在某项工艺运行的同时	仅适用与生产工艺成熟的非无菌药品
回顾性验证		有充分的历史数据，一般为10～30个连续批号后	GMP 98版提出回顾性验证概念之前，现少用
再验证	强制性	经过验证并在使用一个阶段以后	无菌操作的培养基灌装试验、计量器具的强制检定、一年一次的高效过滤器检漏
	变更性		影响产品质量的主要因素发生变更
	定期		关键设备和关键工艺对产品质量和安全性起决定性作用，没有变更也进行定期再验证

表6-2　再验证周期

再验证项目		验证周期	备注
关键的生产工序	灭菌工艺	一年一次	
	培养基模拟灌装	半年一次	
	设备/公用系统	定期进行（根据系统的关键程度）	如发生变更或异常情况，应对设备/公用系统实施再确认/验证
生产工艺		结合年度质量回顾及风险评估情况，必要时进行工艺再验证	对生产工艺产生疑问时，应进行工艺再验证
清洁程序	在线清洁（CIP）	结合年度质量回顾及风险评估情况，必要时进行清洁程序再验证	
	手工清洁	同上	
检验方法		定期	如发现系统误差或对某些数据产生怀疑时，应实施再验证

验证、确认工作的基本内容和基本程序

按照项目进行分类，验证工作主要包括厂房与设施的确认、设备确认、工艺验证、清洁验证、检验方法验证和计算机系统验证等。

厂房与设施的确认包括设计确认、安装确认、运行确认和性能确认。其中厂房确认是指厂房的性能认定；公用设施验证主要包含净化空调系统工艺用水系统、惰性气体、压缩空气等。

设备确认是指对生产设备的设计，选型安装及运行的正确性以及工艺适应性的测试和评估，证实设备能达到设计要求及规定的技术指标。

工艺验证是证明工艺参数条件、操作等能适合该产品的常规生产，并证明在使用规定的原辅料、设备的条件下，按照制定的相关标准操作规程生产、检验，始终能生产出符合预定的质量标准要求的产品，且具有良好的重现性和可靠性。

清洁验证是通过文件证明清洁程序有效性的活动，它的目的是确保产品不会受到来自于同一设备上生产的其他产品的残留物、清洁剂以及微生物污染。验证工作的基本程序如图6-1。

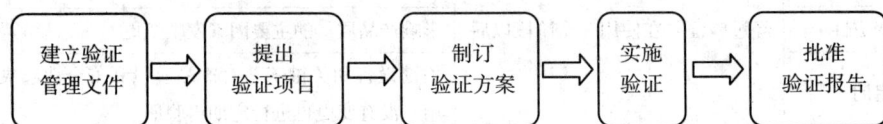

建立验证管理文件 → 提出验证项目 → 制订验证方案 → 实施验证 → 批准验证报告

图6-1 验证工作的基本程序

【技能操作】

厂房设施的确认

一、操作步骤

1. XX制药有限公司新建片剂车间，位于制剂楼2楼，拟生产片剂；设有一般生产区（200m²）、D级洁净区（900m²）；D级洁净区用于配料、制粒、混合、压片、包衣、铝塑包装；一般生产区用于药品的外包装。另有相关的辅助功能区，包括空调机房、制水间、空压机房、仓库等。厂区其他配套设施有配电房、锅炉房等。在片剂车间使用前需检查确认厂房和车间施工后是否符合实际和GMP要求。验证目的为：①检查确认洁净厂房位置选择符合药品生产的环境要求；②检查确认厂区按生产、行政、生活和辅助区功能合理布局，不互相妨碍；③检查确认厂区内人流、物流合理布局，工艺布局合理，满足生产工艺要求；④检查确认厂房内装饰工程符合药品生产质量管理规范要求。

以某制药生产公司固体制剂车间为模型，完成室内装修确认。包含洁净区确认、卫生设备选材及安装确认、电力供应系统确认、消防及安全设施确认并填写室内装修确认小结。注意洁净区应根据生产要求提供足够的照明，应有应急照明设施；安全通道设置畅通合理。详情请见表6-3、表6-4、表6-5、表6-6、表6-7、表6-8。

表6-3　洁净区（间）确认表

序号	项目	标准	方法	确认结果
1	洁净区顶棚及墙壁	按设计要求，顶棚及房间之间隔断用彩钢板材料，不积尘，不起毛，并可清洗，消毒	现场查看	□符合　□不符合
		墙与地面连接，墙壁的连接均为圆弧连接，所有圆弧平整，光滑，连接过度处无缝隙	现场查看	□符合　□不符合
		不可避免的建造所致缝隙均采取良好的密封措施	现场查看	□符合　□不符合
		所有墙壁、顶棚均无缺陷性裂缝	现场查看	□符合　□不符合
2	门窗	洁净区的门和窗均为非木制品，用材光滑、平整	现场查看	□符合　□不符合
		洁净区与非洁净区间的窗均为玻璃窗	现场查看	□符合　□不符合
		洁净区内部的窗为固定玻璃，密封良好	现场查看	□符合　□不符合
		洁净区的门开启方向合理（开启方向朝压差高一面）	现场查看	□符合　□不符合
		传递窗装有双向开启锁定装置	现场查看	□符合　□不符合
3	地面	分别为硬化、环氧树脂自流坪和PVC地面	现场查看	□符合　□不符合
		地面平整、耐磨、耐冲击、无剥落、无起尘、无反光	现场查看	□符合　□不符合
		无裂缝。地面与所有管线的连接部位均密封处理	现场查看	□符合　□不符合
		可耐冲洗、消毒，不积水、不吸水	现场查看	□符合　□不符合
		下水地漏为不锈钢材料，设有水封，并可定期清洗、消毒	现场查看	□符合　□不符合
		所有管道、龙头无滴、漏现象	现场查看	□符合　□不符合

分析与评价：

检查人/日期：　　　　　　　　　　　　　　复核人/日期：

表6-4　卫生设备选材及安装确认

序号	项目	标准	方法	确认结果
1	照明度	主要工作室的照度宜为300勒克司	现场仪器检测	□符合　□不符合
2	灯具	灯具与顶棚连接处牢固，并密封良好	现场查看	□符合　□不符合
		防爆灯与固定座之间也牢固，能做到不积尘、易清洗	现场查看	□符合　□不符合
		采用适于生产使用的灯具	现场查看	□符合　□不符合

序号	项目	标准	方法	确认结果
3	安装	所有开关、插座为暗线安装,可冲洗洁净室内插座装有防水盖	现场查看	□符合 □不符合
4	应急	停电应急灯及疏散导向灯安装符合要求	现场查看	□符合 □不符合
5	安全	安全通道可直通室外,沿途无障碍	现场查看	□符合 □不符合

分析与评价:

检查人/日期: 复核人/日期:

表6-5 卫生设备选材及安装确认

序号	设计要求	确认结果
1	生产区中一般卫生采用不锈钢制品,自带存水弯等配件,洁净区卫生器具均采用符合洁净度要求洁净室专用不锈钢器具,各使用点用水龙头均采用不锈钢水龙头	□符合 □不符合
2	洁净区卫生器具及附件(阀门、配水管、存水弯、给水管、支架等)均采用不锈钢制品,要求易于清洗,无卫生死角	□符合 □不符合
3	一般区地漏采用普通高水封不锈钢地漏,洁净区内地漏采用洁净室专用密闭式不锈钢地漏,自带高水封,可以消毒,连接卫生器具及设备排水的存水弯均采用不锈钢存水弯,存水弯封深度均不小于50mm	□符合 □不符合
4	所有地漏自带高水封,其水封深度不小于50mm	□符合 □不符合
5	管道的防腐保温: 地下钢管做"三油两布"防腐,明装钢管刷防锈漆一道,调和漆两道。蒸汽凝结水排水管外包超细玻璃棉管壳 φ40mm 保温,外包铝箔作保护层	□符合 □不符合
6	室内消火栓灭火器:灭火器均为手提式磷酸铵盐干粉(MFX)3灭火器,灭火级别为8A	□符合 □不符合
分析与评价:		
检查人/日期: 复核人/日期:		

表6-6　电力供应系统确认

序号	确认标准	确认结果
1	电力供应系统由学校配电房供电，能保证生产用电	□符合　□不符合
2	经现场调试，所有线路运转正常、未见超负荷或跳闸现象	□符合　□不符合
3	所有用电线路均为暗装，接地良好，墙上插座密封处理，符合GMP要求	□符合　□不符合
分析与评价：		
检查人/日期： 复核人/日期：		

表6-7　消防及安全设施

序号	确认标准	确认结果
1	防火：生产区外有消防沙坑，墙体和顶棚采用聚氨酯的优质轻质隔热夹芯板，具有良好的防火性能	□符合　□不符合
2	安全：在安全门出口处设有应急灯，安全通道无障碍物	□符合　□不符合
3	厂房消防设施布局合理	□符合　□不符合

分析与评价：

检查人/日期：　　　　　　　　　　　　复核人/日期：

表6-8　室内装修确认小结

偏差：

建议：

评价：

评价人：　　　　　　　　　日期：　　年　月　日

二、分析与讨论

1. 在厂房洁净度测试前，应将相关仪器仪表送计量测试所检验合格。

2. 按照验证方案实施验证过程中，如出现与原验证方案不一致的偏差，应在验证报告中说明。

3. 注意在验证方案中不要缺少验证人员及职责、变更与偏差控制等内容。

三、思考题

1. 确认和验证的区别是什么？

2. XX厂头孢二线车间HVAC系统于去年6月份进行了技改并通过验证。在运行一年后还需要进行验证吗？如需要验证，请问一年后的验证类型是什么？

3. 验证方案制定的方式有哪几种？

压片机的确认

一、操作步骤

1. 某药品生产企业新进一台ZP-10旋转式压片机，请根据所学知识进行设备确认（表6-9）。

表6-9　设备确认内容和目的

确认程序	确认目的
设计确认DQ	检查并确认所选压片机性能参数是否符合生产工艺、维修及清洁要求。
安装确认IQ	检查并确认该设备的安装符合设计要求，资料和文件符合GMP要求管理
运行确认OQ	检查并确认压片机的运行符合设计技术参数、在运行情况下的使用功能和控制功能符合规定，并确认相关操作程序的适用性。
性能确认PQ	检查并确认压片的质量和生产能力符合工艺要求，满足GMP的要求。
综合	1. 通过DQ、IQ、OQ、PQ一系列说明及试验提供的数据证明该设备在生产中的可靠性，压片机各项指标符合工艺要求，满足GMP要求。 2. 根据确认结果，确认该设备的相关操作程序，或提出有关修订建议。

2. 确认ZP-10旋转式压片机运转，填写表6-10。

表6-10　运转确认表

序号	运转确认项目及认可标准		检查结果
1	按标准操作规程进行启动和停止操作，启动和停止正常、平稳		□合格　□不合格
2	真空上料机能按设定时间间隔进行吸料、加料、反冲过滤器动作		□合格　□不合格
3	吸尘器有足够吸力		□合格　□不合格
4	调节装置	物料流量调节装置调节作用明显，无失效、失控现象	□合格　□不合格
5		压力调节装置调节作用明显，无失效、失控现象	□合格　□不合格
6		充填调节装置调节作用明显，无失效、失控现象	□合格　□不合格
7		片厚调节装置调节作用明显，无失效、失控现象	□合格　□不合格
8		变频器速度调节调节作用明显，无失效、失控现象	□合格　□不合格
9	空载运转平稳，无异常震动、噪声、冲击和热变形；无漏油现象		□合格　□不合格
10	各连接、紧固件连接可靠、无松动		□合格　□不合格

续表

序号		运转确认项目及认可标准	检查结果
11	控制程序	各控制按钮灵敏有效	□合格　□不合格
12		指示灯、操作面板显示项目的准确	□合格　□不合格
13		开车停车控制上无错误信号,"总停"按钮操作有效	□合格　□不合格
14	安全性	机械安全防护装置可靠有效	□合格　□不合格
15		压力过载装置可靠有效	□合格　□不合格
16		电流过载保护装置可靠有效	□合格　□不合格

偏离说明及结论:

确认人/日期: 复核人/日期:

二、分析与讨论

1. 压片机属新购设备,建议采用前验证方式对该设备进行DQ/IQ/OQ,PQ采用同步验证。

2. 设备验证过程中必须按照设计确认、安装确认、运行确认、性能确认的顺序依次进行确认,前一确认没有完成前,不得进行下一步骤确认工作。

三、思考题

旋转式压片机的验证能否不做设计确认?

清洁效果验证

一、操作步骤

某药品生产企业片剂生产车间现采用ZP-10旋转式压片机进行维生素C片剂的压片,是生产单一品种的专用性设备,为了防止不同批号的维生素C片之间由于压片机的清洁达不到要求而导致污染,通过物理外观检查(目检)来考查按《ZP-10旋转式压片机清洁SOP》清洁压片机的外观清洁效果,以表明本清洁方法能够满足生产该产品的工艺要求;通过检测消毒后旋转式压片机取样部位的菌落数来证明其消毒效果。

1. **资料准备** 执行的清洁程序《ZP-10旋转式压片机清洁SOP》,需学生课前搜集资料并编制。

2. 验证程序

（1）关键部位的确定　①压片机使用后清洁部位有：加料斗、加料器、前罩及前罩座、模圈、上、下冲头、中模。②本型号压片机最难清洁部位有：中模内孔壁及转台平面，即以该部位为关键部位，进行取样。

（2）取样工具　白绸布、无菌棉签、镊子、具塞无菌试管；0.1mol/L盐酸溶液、无菌生理盐水、纯化水；取样完成后，将已擦拭的棉签直接放入具塞无菌试管，在试管上注明产品名称、编号、取样部位、取样日期、取样目的等相关信息。

（3）物理外观验证　①取样：清洁结束后，在关键部位用清洁白绸布进行擦拭取样。②检验方法：目视检查法。③可接受标准：目视检查加料斗、加料器、前罩及前罩座、模圈、上冲头、下冲头等应无残留药粉，无污迹，其中压片机转台平面使用清洁白绸布擦拭后绸布应无可见污迹。

（4）化学验证（略）

（5）微生物验证

①检测方法：菌落计数法。

②微生物取样方法：清洁结束后，用灭菌棉签蘸取少量无菌生理盐水，在转台表面及中模孔内壁按$25mm^2$/棉签进行擦拭取样，取样面积为$100mm^2$，取样后将棉签放入100ml无菌生理盐水中，振摇1分钟静置10分钟后作为供试液。具体方法为：将棉签头按在取样表面上，用力使其弯曲，平稳而缓慢地擦拭取样表面。在向前移动的同时将其从一边移动到另一边。擦拭过程应覆盖整个表面。翻转棉签，让棉签的另一面也进行擦拭，但与前次擦拭移动方向垂直，见图6-2。

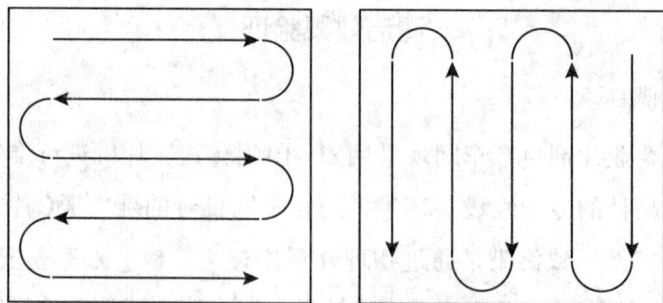

图6-2　棉签擦拭取样示意图

③培养基的准备：采用营养琼脂培养基，倒培养皿。

④接种培养：取棉签供试液各1ml于两个培养皿中，立即倾注15～20ml已加热融化45℃左右的营养琼脂培养基，待培养基凝固后倒置，于30～35℃培养72小时，观

察并记录菌落总数。

⑤可接受标准：≤50CFU/25cm^2。

（6）验证的实施　①以每批维生素C片压片结束后，旋转式压片机的清洁作为验证数据收集及评估单位，连续取3批做试验；清洁方法见《旋转式压片机清洁SOP》，取样及检验方法见上述。②记录验证数据到表6-11。

表6-11　验证数据记录表

物理外观检查			
批号	取样部位	可接受标准：目视检查加料斗、加料器、前罩及前罩座、模圈、上冲头、下冲头等应无残留药粉，无污迹，其中压片机料盘使用清洁白绸布擦拭后绸布应无污迹	检测时间
		检测结果	
	中模、转台表面		

检测人：　　　　　　　　　　　　复核人：

结论：

微生物限度检查		
批号	取样方法	可接受标准：≤100CFU/10cm^2	检测时间
		检测结果	
	棉签取样法		

检测人：　　　　　　　　　　　　复核人：

结论：

负责人：

　　　　　　　　　　　　　　　　　　　　　　　　年　　月　　日

（7）分析数据，综合整个验证过程，得出验证结论。

二、分析与讨论

1. 在实际工作中，清洁验证应在确认洁净厂房、口服固体制剂车间的空气净化系统、纯化水系统、动力系统和生产设备验证均已经完成的情况下进行。设备验证过程中必须按照设计确认、安装确认、运行确认、性能确认的顺序依次进行确认，前一确认没有完成前，不得进行下一步骤确认工作。

2. 清洁验证取样可以采用直接擦拭法和直接检测淋洗液方法，直接擦拭法可以评估难以清洗和相对容易清洁的区域，但应注意采用擦拭法必须对样品擦拭后的回收率进行验证。同时，应对检验方法进行验证，检验方法可以采用药典的方法或是经过验证的其他方法。

3. 设备清洁验证应进行不少于连续3个生产批次。验证的结果未达标，应重新验证，直至合格。否则不得投入生产。

4. 专用生产设备在每批生产后可以不必彻底清洁，但在一定生产周期后，必须进行彻底清洁，两种清洁方法可以不同。

三、思考题

1. 清洁验证的取样方法有几种，各有何特点？
2. 清洁验证时应如何选择取样点？

考核评价标准

测试项目	技能要求	分值	细化分值
实训准备	着装整洁，符合GMP对人员着装要求 不符合GMP对人员着装要求	5	5 0
实训记录	正确、及时、真实记录实验相关数据，不得存在虚假 虚假、相互抄袭实验设计及实验数据	5	5 0
实训考勤	全勤 请假 迟到、早退 旷课	5	5 3 1 0
技能操作	1.编制验证方案 按照GMP设计厂房确认方案，方案内容全面、合理性和规范性好 按照GMP设计厂房确认方案，方案内容较全面、合理性和规范性一般 按照GMP设计厂房确认方案，方案内容不全面，合理性和规范性差 未按照GMP设计厂房确认方案，确认方案较差	10	10 8 4 0

测试项目	技能要求	分值	细化分值
技能操作	2.室内装修确认 按照固体制剂车间室内装修确认方案实施确认,实训步骤正确,确认结果准确	10	10
	按照固体制剂车间室内装修确认方案实施确认,实训步骤较正确,确认结果比较准确		8
	未固体制剂车间室内装修确认方案实施确认,实训步骤不正确,确认结果不准确		4
	未进行室内装修确认		0
	3. 压片机确认 按照GMP设计ZP-10旋转式压片机确认方案,方案内容全面、合理性和规范性好	10	10
	按照GMP设计ZP-10旋转式压片机确认方案,方案内容较全面、合理性和规范性一般		8
	按照GMP设计ZP-10旋转式压片机确认方案,方案内容不全面,合理性和规范性差		4
	未按照GMP设计ZP-10旋转式压片机厂房确认方案,确认方案较差		0
	4.压片机运转确认 按照压片机运转确认方案实施确认,实训步骤正确,确认结果准确	10	10
	按照压片机运转确认方案实施确认,实训步骤较正确,确认结果比较准确		8
	未按照压片机运转确认方案实施确认,实训步骤不正确,确认结果不准确		4
	未进行压片机运转确认		0
	5.压片机清洁验证 按照压片机清洁验证方案实施验证,实训步骤正确、操作正确,验证结果准确	10	10
	按照压片机清洁验证方案实施验证,实训步骤较正确、操作较正确,验证结果较准确		8
	按照压片机清洁验证方案实施验证,实训步骤不正确、操作不正确,验证结果不准确		4
	未进行压片机清洁验证		0
清场	按要求清洁仪器设备、实验台,摆放好所用药品	10	10
	未按要求清洁仪器设备、实验台,摆放好所用药品		0
实训报告	实验报告工整,项目齐全,结论准确,并能针对实训内容进行分析讨论,并记录讨论结果	25	25
	实验报告较工整,项目齐全,结论较准确,并能针对实训内容进行分析讨论,并记录讨论结果		18
	实验报告不工整,项目不齐全,结论不准确,没能针对实训内容进行分析讨论,没记录讨论结果		10
合计			100

实训七　文件管理

【实训目的】

1. **掌握**　GMP对文件管理的相关要求。
2. **熟悉**　文件的分类和编号管理制度。

【实训内容】

1. 编制固体制剂生产车间全自动胶囊充填机标准操作规程。
2. 编写全自动胶囊充填机岗位职责。

【知识链接】

一、文件的起草

1. **文件的起草人**　文件的起草应遵循"谁用谁起草"原则，由使用部门负责，以保证文件的实用性、全面性和准确性。

使用部门的人员从事相关文件的编写工作，一方面可以在编写过程中理解和掌握GMP对自己工作领域的具体要求；另一方面由于了解文件内容，有助于文件的实施。如设备的维护保养规程由主管设备的专业人员来起草，编写完成后用于规范设备管理人员的维护保养工作，可操作性强。如果编写人员是非专业人员，编制出来的文件往往会与实际生产脱节，使用者与文件的磨合过程也会相对较长。

文件编写应采取"自下而上"的方式，先由使用人员起草，然后交主管部门审核、修改。

2. **文件的格式和内容**　文件编制时要有统一的格式，这样不但条理清楚，层次分明，而且有利于文件的分类、使用和保管。文头、文尾中应反映一些基本信息，如企业名称、文件名称、文件编号、版次、页码、文件发布或实施日期、起草部门和批准部门等。参见本章附件1。

文件内容编排要有可行性，一般正文包括如下内容。

目的：简明扼要地说明制定该文件的目的。

适用范围：该文件适用的范围或应用领域，必要时还应说明不适用的范围和应用领域。

责任者：执行该文件的部门或人员以及对执行该文件负有监督检查责任的部门或人员。

内容或程序：这是文件的主体，阐述管理或操作的详细内容、方法或步骤，并对可能发生的意外或特殊情况加以说明。

引用文件：指本文件引用的现行标准和其他文件，列出文件编号和名称即可，以便于参考和查找。

在文件起草的过程中，还应保证其内容与药品生产许可、药品注册批准的相关要求一致。

二、文件的审核

文件的审核人一般为文件起草使用部门的负责人。审核人应对文件的内容负责，尤其是对文件的合法性、可操作性、规范性把关。必要时，起草后的文件可由文件管理部门组织会审，会审人员包括文件使用部门负责人和相关管理部门负责人。如文件经审查需要修改，则通知起草人进行修改，再进行审核。

经审核最后确定的文件，由质量保证部门统一分类、编码。

三、文件的分类和编码

文件按其属性可分为"指令性文件"和"记录"两类。"指令性文件"是执行标准，阐述"如何去完成某项工作"，如质量标准、工艺规程、操作规程等，"记录"是历史性文件，阐述"完成了什么工作"，如批生产记录、批包装记录。企业应建立适当的文件分类系统。

文件分类后，为便于识别、查找和使用，应对每一份文件进行编码。编码应遵循系统、准确、可追溯、一致的原则。编码是由文件性质、文件类别号、文件序号、修订次数（版本号）四部分组成，各部分之间可用隔开。

四、文件的批准

文件的批准应由审核人的上一级领导负责。文件的批准人必须与其承担的责任相一致，以保证文件的准确性和权威性。批准人应在批准文件之时规定文件的生效日期。

起草的文件经过相关负责人审核、批准，方可发放使用。

五、文件的复制和分发

所有文件均由质量保证部门复制。复制时应控制文件的印制份数，其数量按分发部门的数量而定。原版文件由质量保证部门归档保管。

在分发新版本文件的同时应收回旧版文件，并建立分发记录，对文件的去向进行记录，以便更新版本时旧文件的回收。

文件一经批准，应在文件生效之日前分发至相关部门或人员。

文件分发后，各相关部门应组织相关培训，保证有关人员能正确理解和执行文件内容。

六、文件的修订

GMP第一百六十四条规定"文件应定期审核、修订；文件修订后，应按规定管理，防止因疏忽造成旧版本文件的误用。"文件制定后并不是一成不变，需要在实践中不断完善和修改。文件一旦经过修改，必须给定新的编码，对相关文件中出现的该文件编码同时进行修订。

七、文件的撤销和销毁

质量保证部门将修订后文件的复印件分发给有关部门后，应同时收回原版文件并销毁。文件收回时，回收人做相应的回收记录。

销毁文件必须做文件销毁记录。已撤销的文件和过时的文件，除一份留档保存外，原文件不得再在现场出现。对保存的旧版文件应作明显标识，与现行文件隔离保存。

八、记录的管理

记录是文件系统的一个重要组成部分，能详细反映药品生产状况、员工工作情况、设备运行状况。可用于对药品生产过程的回顾与追踪，能够体现企业执行GMP的实际情况。

新版GMP要求，与本规范有关的每项活动均应有记录，如：确认和验证、生产、包装、变更控制、偏差处理、培训等。所有记录至少应保存至药品有效期后一年，确认和验证、稳定性考察的记录和报告等长期保存，以保证产品生产、质量控制和质量保证等活动可以追溯。

同时，新版GMP要求记录真实、清晰、详尽、清洁，不得撕毁和任意涂改。记录的保管和销毁应遵循文件管理规程，不得随意处理。

【技能操作】

一、操作步骤

编制口服固体制剂生产车间压片岗位SOP和压片机SOP。

1. 课前学生按照教师要求，将学生分成两组，利用本章节后的附表，编制全自动胶囊充填机岗位职责和旋转式压片机标准操作规程。

2. 文件编制完成后，两组分别扮演生产、质量管理负责人交叉对对方组编制的文件进行审核批准。

3. 两组交换，重新编制人相应文件并进行审核批准。

4. 教师评判和总结。

5. 提交全自动胶囊充填机岗位的SOP和旋转式压片机标准操作规程，完成实训报告。

二、分析与讨论

1. 药品生产企业文件编码有几种？

2. 药品生产企业文件编码原则和要求是什么？

三、思考题

制药企业的标准操作规程和标准管理规程的异同？

考核评价标准

测试项目	技能要求	分值	细化分值
实训准备	实训前资料搜集准备充分 实训前没有进行资料搜集	5	5 0
实训记录	正确、及时、真实记录实验相关数据，不得存在虚假 虚假、相互抄袭实验设计及实验数据	10	10 0
实训考勤	全勤 请假 迟到、早退 旷课	10	10 6 2 0
技能操作	1. 编写全自动胶囊充填机的岗位职责 按照GMP相关要求，根据已知信息编写全自动胶囊充填机的岗位职责内容完整、准确	20	20
	按照GMP相关要求，根据已知信息编写全自动胶囊充填机的岗位职责内容有缺失信息，但已补充完成，填写内容准确		16
	按照GMP相关要求，根据已知信息编写全自动胶囊充填机的岗位职责内容有错误		8
	没有编写全自动胶囊充填机的岗位职责内容		0
	2. 编写全自动胶囊充填机的标准操作规程 按照GMP相关要求，根据已知信息编写全自动胶囊充填机的标准操作规程内容完整、准确	20	20
	按照GMP相关要求，根据已知信息编写全自动胶囊充填机的标准操作规程内容有缺失信息，但已补充完成，填写内容准确		16
	按照GMP相关要求，根据已知信息编写全自动胶囊充填机的标准操作规程内容有错误		8
	没有编写全自动胶囊充填机的标准操作规程内容		0
清场	按要求清洁仪器设备、实验台，摆放好所用药品 未按要求清洁仪器设备、实验台，摆放好所用药品	10	10 0
实训报告	实验报告工整，项目齐全，结论准确，并能针对实训内容进行分析讨论，并记录讨论结果	25	25
	实验报告较工整，项目齐全，结论较准确，并能针对实训内容进行分析讨论，并记录讨论结果		18
	实验报告不工整，项目不齐全，结论不准确，没能针对实训内容进行分析讨论，没记录讨论结果		10
合计			100

附件1

XXX有限公司
标 准 管 理 规 程

题　目	文件的分类和编号管理制度		编　号	版本号	共5页
			SMP-QA-024	A	第1页
制订人		审核人	批准人		生效日期
制订日期		审核日期	批准日期		
颁发部门	质管部	分发部门	生产部、物料部、工程部、销售部、质管部		

1　目的　规范文件的分类和编号，便于文件管理的标准化。

2　适用范围　本公司现有的文件。

3　责任者　质量管理部。

4　内容

4.1　本公司GMP文件系统包括标准和记录两部分，分类如下：

标准
- 岗位职责
- 技术标准——工艺规程、批生产记录、质量标准、验证方案
- 标准管理规程——生产、设备、物料、卫生、销售、质量保证、质量制、计量
- 标准操作规程——生产、设备、物料、卫生、销售、质量保证、质量制、计量

记录——生产、设备、物料、卫生、销售、质量保证、质量控制、计量、行政、财务

4.2　每一文件必须有一个确定的编号和版本号。文件的版本号用大写英文字母表示，新订文件的版本号为A，第一次修订则为B，照此类推。

4.3　标准类文件编号

4.3.1　组成

由文件代码、类别代码和类别项下的编号组成，如X-Y-ZZZ表示，X为文件代码，Y为类别代码，后三位是流水编号，为001～999。例如：SOP-MF-101表示生产类标准操作规程，编号为101。

具体的文件代码、类别代码列表如下。

XXX有限公司
标 准 管 理 规 程

题 目	文件的分类和编号	编 号	版本号	共5页
		SMP-QA-024	A	第2页

文件代码	表示	文件代码	表示
RS	岗位职责	SMP	标准管理规程
MMD	工艺规程	SOP	标准操作规程
BPR	批记录	R	记录
S	质量标准	VP	验证方案
QA	质量保证	S	销售
QC	质量控制	MM	计量
MF	生产	C	卫生
MT	物料	AD	行政
EM	设备	AC	财务

4.3.2　类别项下的编号分类

4.3.2.1　岗位职责类文件（文件代码为RS），各部门流水编号均为001～999。

4.3.2.2　管理制度类文件（文件代码为SMP），各部门流水编号均为001～999。

4.3.2.3　标准操作规程类文件（文件代码为SOP），按以下分类：

类别代码为QA、MM，流水编号均为001～999。

类别代码为QC

文件类别	流水编号
本厂生产的成品、原辅料的检验操作规程	101～199
外购原辅料及工艺用水检验操作规程	201～299
本厂中间体（包括粗品）的检验操作规程	301～399
包装材料检验操作规程	401～499
通用检验方法（包括实验兔的饲养与淘汰）	501～599

XXX有限公司
标 准 管 理 规 程

题　目	文件的分类和编号	编　号	版本号	共5页
		SMP-QA-024	A	第3页

类别代码为EM

文件类别	流水编号
生产部设备标准操作规程	101~199
质量部设备标准操作规程	301~399
质量部设备维修保养规程	401~499
工程部设备标准操作规程	501~599
工程部设备维修保养规程	601~699

类别代码为C

文件类别	流水编号
生产部厂房、环境等方面清洁消毒规程	101~199
生产部设备清洁消毒规程	201~299
生产部器具清洁消毒规程	301~399
工作服清洁消毒规程以及人员卫生清洁规程	401~499
质管部检验方面清洁消毒规程	501~599

类别代码为MF

文件类别	流水编号
生产部制剂岗位操作规程	101~199
生产部香菇多糖及香菇多糖粗品岗位操作规程	201~299
生产部胸腺五肽及胸腺五肽粗品岗位操作规程	301~399
生产部卵磷脂岗位操作规程	401~499

注：如增加产品，流水编号依次增加。

XXX有限公司
标 准 管 理 规 程

题 目	文件的分类和编号	编 号	版本号	共5页
		SMP-QA-024	A	第4页

4.3.2.4 质量标准类文件（文件代码为S），类别代码均为QA。

文件类别	流水编号
本厂生产的成品、原辅料的内控质量标准	101～199
外购原辅料及工艺用水的内控质量标准	201～299
本厂中间体（包括粗品）的内控质量标准	301～399
包装材料质量标准	401～499

4.3.2.5 验证方案文件（文件代码为VP）

文件类别	流水编号
工艺、系统等方面验证方案	101～199
设备仪器等验证方案	201～299

4.4 记录类文件的编号

4.4.1 与标准类文件编号相同，由文件代码、类别代码和类别项下的编号组成，如R-Y-ZZZ形式，R代表记录文件，Y为类别代码，后三位是流水编号，为001～999。

4.4.2 同一类别的文件所属的记录编号应连续。例如：R-MF-001表示生产类（类别代码MF）的第一份记录表格。

4.4.3 记录文件的编号在表格的右下角标注。

4.5 文件的格式

4.5.1 文件首页题头：具体样式见附表1、2；次页题头省略制订人、审核人、批准人、生效日期、颁发部门、分发部门等，具体样式见附表3。

4.5.2 项目解释：

"目的"指制订该文件的宗旨、根源。

"适用范围"指文件所要说明的主体范围。

"责任者"指文件所涉及的、对该文件的执行负责的各类人员。

"内容"指文件包含的内容及程序。

XXX有限公司
标 准 管 理 规 程

题　目	文件的分类和编号	编　号	版本号	共5页
		SMP-QA-024	A	第5页

4.5.3　题头字体要求：公司名称为四号宋体、文件类型标题为创意简粗黑（18.5）、文件名称为四号黑体、其他均为黑体，字号小四。

4.5.4　文件的正文：字体（表格除外）应为宋体，字号为小四，行间距设定为最小值23，项目编号与文字内容之间空两格。

附件2

XXX有限公司
标 准 操 作 规 程

题　目			编　号	版本号	共　页
			第　页		
制订人		审核人		批准人	生效日期
制订日期		审核日期		批准日期	
颁发部门		分发部门			

1　目的

2　适用范围

3　责任者

4　内容

附件3

XXX有限公司
岗 位 职 责

题　目				编　号		版本号	共　页
				第　页			
制订人		审核人		批准人			生效日期
制订日期		审核日期		批准日期			
颁发部门		分发部门					

　　1　目的

　　2　适用范围

　　3　责任者

　　4　内容

附件4

×××有限公司
质 量 标 准

题　目				编　号		版本号	共　页
				第　页			
制订人		审核人		批准人			生效日期
制订日期		审核日期		批准日期			
颁发部门		分发部门					

　　1　目的

　　2　适用范围

　　3　责任者

　　4　内容

实训八　洁净区的进入流程及日常清洁

【实训目的】

1. **掌握**　GMP对洁净区的管理要求。
2. **熟悉**　洁净区进入、日常维护和清洁、定期检测等制度。

【实训内容】

1. 人员、固体物料进入洁净区的基本操作。
2. 洁净区清洁消毒操作。

【知识链接】

预防污染是实施GMP的目标要素之一，应采取合理有效的措施，达到人员清洁卫生标准，防止或减少人体对药品的污染。药品GMP不仅关注操作员工的身体健康，而且更主要地关注由操作员工的健康问题而引起的药品质量问题。GMP不仅强调人员卫生管理，也突出对工作服的卫生管理。人员卫生这一概念涵盖的内容包括：人员从事生产操作时所穿的服装，人员卫生行为准则，手部的清洗和消毒，人员健康要求以及相关培训，其中人员着装的要求与所生产药品的种类，以及员工工作环境的要求相一致。

1. 所有人员都应接受卫生要求的培训，企业应建立人员卫生操作规程，最大限度地降低人员对药品生产造成污染的风险。

2. 人员卫生操作规程应包括与健康、卫生习惯及人员着装相关的内容。生产区和质量控制区的人员应正确理解相关的人员卫生操作规程。企业应采取措施确保人员卫生操作规程的执行。

3. 企业应对人员健康进行管理，并建立健康档案。直接接触药品的生产人员上岗前应接受健康检查，以后每年至少进行一次健康检查。

4. 企业应采取适当措施，避免体表有伤口、患有传染病或其他可能污染药品疾病的人员从事直接接触药品的生产。

5. 参观人员和未经培训的人员不得进入生产区和质量控制区，特殊情况确需进入的，应事先对个人卫生、更衣等事项进行指导。

6. 任何进入生产区的人员均应按规定更衣。工作服的选材、式样及穿戴方式应与所从事的工作和空气洁净度级别要求相适应。

7. 进入洁净生产区的人员不得化妆和佩带饰物。

8. 生产区、仓储区应禁止吸烟和饮食，禁止存放食品、饮料、香烟和个人用药品等非生产用物品。

9. 操作人员应避免裸手直接接触药品、与药品直接接触的包装材料和设备表面。

【实训材料】

1. 服装类：洁净服、洁净工作鞋、口罩、手套。

2. 仪器、设备类：更鞋柜、更衣柜、感应烘手器、感应清洗消毒机、理衣镜。

3. 清洁剂：洗手液，纯化水，饮用水。

4. 消毒剂：75%乙醇溶液、0.2%新洁尔灭溶液、0.1%氢氧化钠溶液。

【技能操作】

人员、固体物料进入洁净区的基本操作

一、操作步骤

1. 人员进入洁净区的基本操作（图8-1）

（1）存放个人物品　进入洁净区生产人员，先在门厅外刷净鞋上黏附的泥土杂物，将携带物品（包、雨具等）存放于指定位置的贮柜内，进入更鞋室。

（2）更鞋　进入更鞋室，坐在"拦路虎"更鞋柜上，脱下家居鞋，按工号放入鞋柜外侧柜内，转身。按工号从鞋柜内侧柜内取出拖鞋穿上，进入一次更衣室。

（3）一次更衣　在一次更衣室，按工号打开自己的更衣柜，脱下外衣、外裤，叠放整齐，放入柜内或整齐挂好，锁好柜子，进入缓冲洗手室。

（4）洗手　先用饮用水润湿手部（至手腕上5cm处），打上液体皂反复搓洗，使液体皂液泡沫涂满手部，应注意对指缝、指甲缝、手背、掌纹等处加强搓洗，饮用水冲净手部泡沫，纯化水淋洗后将手放感应烘干机下烘干，进入二次更衣室。

（5）二次更衣　按工号从更衣柜内取出净洁工作服，按从上到下顺序，先戴口罩，穿上衣，戴帽子，再穿裤子，然后坐在"拦路虎"更鞋柜上，脱下拖鞋，将拖鞋放入鞋柜外侧柜内，转身，从鞋柜内侧柜内取出洁净工作鞋穿上，关闭柜门。进入缓冲消毒间。

（6）检查确认　穿戴好洁净工作服后在整衣镜前检查确认工作服穿戴是否合适。

注意：将头发完全包在帽内，不外露；上衣筒入裤腰，扣紧领口、袖口、裤腰、裤管口，内衣不得外露；口罩将口鼻完全遮盖。

（7）手部消毒　将手放感应清洗消毒机消毒口下，双手（至手腕上5cm处）均匀喷洒消毒液（0.1%新洁尔灭溶液或75%酒精，每月更换）使全部润湿，晾干。

（8）进入洁净区　经洁净走廊缓步进入各操作间。

（9）离开洁净区　按进入洁净区的逆向顺序更衣（鞋）（不需洗手及手部消毒）。

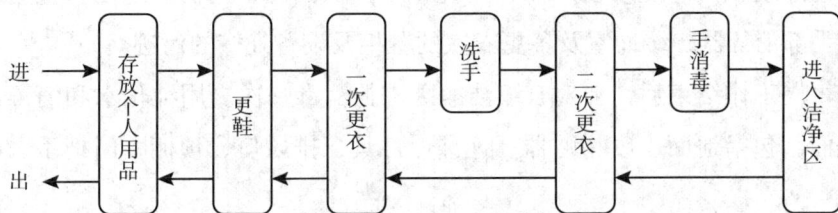

图8-1　人员进出非无菌洁净室（区）的流程图

2. 固体物料进入洁净区的基本操作

（1）物料由仓库领取后，提货运送到洁净区外清间。

（2）凡有外包装的物料应在外清间内由操作人员脱去外包装，并将外包装物装于废料桶内。

（3）解去外包后检查内包装是否完好无损，必要时可用洁净容器装好，内包装在进入洁净区前应无尘埃，若有尘埃存在，可用干净抹布蘸少量纯净水拧干后，对外表面进行擦拭，经观察外包装可能对物料造成污染的，可使用75%酒精蘸湿抹布擦拭消毒，开启紫外灯消毒30分钟。

（4）开启缓冲间一边的互锁门，将经过清洁处理的物料装上洁净区专用不锈钢运料小车上，送至气闸室内，将物料放置在隔离架上，送料人退出，关好互锁门，开始自净，自净时间从关好门计算，自净20分钟后，送料人按铃通知洁净区称量配料岗位人员到气闸室取料。称量配料人员打开洁净区一端的门，从隔离架上取下物料，置于洁净容器内，搬出气闸室，随后关闭洁净区一边的门，将物料运至物料暂存间。物料从洁净区退出逆向操作。

二、分析与讨论

固体制剂生产车间人员、物料进出洁净区的注意事项有哪些？

三、思考题

GMP（2010年修订）对人员卫生和健康方面的要求有哪些？

D级洁净区清洁消毒操作

一、操作步骤

1. 清洁频率和范围

（1）每天生产操作前、工作结束后各进行一次清洁；设备表面清洁后用消毒剂进行消毒，清除废物并清洗废物贮器，用纯化水擦拭墙面、门窗、地面、室内用具、清洁工具、手部消毒器、缓冲室及各更衣室的鞋柜及设备外壁的污迹。

（2）每周工作结束后，要对D级洁净区进行消毒一次。用纯化水和消毒剂擦拭室内所有表面，包括地面、废物贮器、地漏、灯具、排风口、顶棚、门把手、电话、开关等。

2. 清洁工具　万用拖布、丝光毛巾、不锈钢盆、不锈钢摄子、擦玻璃器。

3. 清洁剂和消毒剂

（1）清洁剂　纯化水、0.1%氢氧化钠。

（2）消毒剂　0.2%新洁尔灭、75%乙醇溶液。注意，消毒剂每月轮换使用，防止产生耐药菌。

4. 清洁消毒方法

（1）清洁消毒前要先对生产区内进行检查，检查有无上批遗留物，尤其注意设备用具下方等处。

（2）用纯化水擦拭一遍，必要时用0.1%氢氧化钠擦去污迹，然后擦去清洁剂残留物，尤其注意设备盲角，再用消毒剂擦拭洁净室内所有表面。

（3）清洁程序　先物后地、先上后下、先内后外、先拆后洗、先零后整。擦拭要有条理，要单方向进行，不可胡乱擦拭，最终将污物清理出去。擦拭时要注意丝光毛巾蘸取液体要适量，保持湿润即可，不要使消毒剂等液体流下。

（4）每天清洁完毕后检查各连接部位的密封措施是否有异常。

二、分析与讨论

1．D级洁净区的清洁过程应注意问题？

2．GMP（2010年修订）对D级洁净区的要求有哪些？

三、思考题

C级洁净区的清洁灭菌与D级洁净区的清洁灭菌有哪些不同？

<h3 style="text-align:center">考核评价标准</h3>

测试项目	技能要求	分值	细化分值
实训准备	着装整洁，符合GMP对人员着装要求	5	5
	不符合GMP对人员着装要求		0
实训记录	正确、及时、真实记录实验相关数据，不得存在虚假	10	10
	虚假、相互抄袭实验设计及实验数据		0
实训考勤	全勤	10	10
	请假		8
	迟到、早退		6
	旷课		0
技能操作	1. 人员、固体物料进入洁净区的基本操作	20	
	按照人员、固体物料进入洁净区的基本操作程序操作无误		20
	按照人员、固体物料进入洁净区的基本操作程序操作有1~2个错误操作		16
	按照人员、固体物料进入洁净区的基本操作程序操作有3~6个错误操作		8
	按照人员、固体物料进入洁净区的基本操作程序操作有7个以上错误操作		4
	2. D级洁净区清洁消毒操作	20	
	按照D级洁净区清洁消毒操作程序操作无误		20
	按照D级洁净区清洁消毒操作程序操作有1个错误操作		16
	按照D级洁净区清洁消毒操作程序操作有2~3个错误操作		8
	按照D级洁净区清洁消毒操作程序操作有4个以上错误操作		0
清场	按要求清洁仪器设备、实验台，摆放好所用药品	10	10
	未按要求清洁仪器设备、实验台，摆放好所用药品		0
实训报告	实验报告工整，项目齐全，结论准确，并能针对实训内容进行分析讨论，并记录讨论结果	25	25
	实验报告较工整，项目齐全，结论较准确，并能针对实训内容进行分析讨论，并记录讨论结果		18
	实验报告不工整，项目不齐全，结论不准确，不能针对实训内容进行分析讨论，未记录讨论结果		10
合计			100

实训九　委托生产和委托验证设计

【实训目的】

1. **掌握**　GMP对委托生产和委托检验的要求。
2. **熟悉**　委托生产和委托检验工作的基本流程、办理程序。

【实训内容】

1. GMP对委托生产和委托检验的基本要求。
2. 委托生产的基本流程和办理程序。
3. 委托检验的基本流程和工作程序。

【知识链接】

委托生产和委托验证主要包括，委托生产与委托检验的管理目标与基本原则，委托方的职责，受托方的条件与职责，委托合同控制等内容。

一、委托生产

委托生产是指将已取得生产批件，生产工艺成熟、质量标准明确及操作规程先进的产品委托给其他资质齐全、有生产能力的组织、公司或集团生产的活动。应符合《药品生产质量管理规范（2010年修订）》、《中华人民共和国药品管理法》、《中华人民共和国药品管理法实施条例》、《药品生产监督管理办法》（局令14号）及相关药品安全监管的要求。

二、委托生产药品

1. 保证委托生产药品的质量是委托方和受托方必须监控或遵守的首要条件。委托生产药品的质量标准应符合药品注册质量标准，其处方、生产工艺、包装规格、标签、使用说明书、批准文号等不应与原标准的内容相冲突。

2. 委托生产的药品包装、标签和说明书上，除执行有关规定外，应当标明委托方企业名称和注册地址、受托方企业名称和生产地址。

3. 委托生产的药品法律责任由药品批准文号拥有者负责。

三、药品生产的委托方

1. 药品生产的委托方应是取得药品批准文号的药品生产企业。

2. 药品生产的委托方应对受托方进行评估，对受托方的条件、技术水平、质量管理情况进行详细考察，确认其具有完成受托工作的能力，并能保证符合GMP规范的要求。

3. 药品生产的委托方应确保所生产的物料或产品符合相应的质量标准。

4. 药品生产的委托方应向受托方提供委托生产药品的技术和质量文件，对生产全过程进行指导和监督。

5. 药品生产的委托方应向受托方提供所有的必要资料，以使受托方能够按药品注册的要求和其他法定要求正确实施所委托的操作；应使受托方充分了解与产品或操作相关的各种问题，包括产品或操作对受托方的环境、厂房、设备、人员及其他物料或产品可能造成的危害。

四、药品生产的受托方

1. 药品生产的受托方应是持有与其受托生产药品相适应生产范围的GMP认证证书的药品生产企业。

2. 药品生产的受托方应具有与生产该药品相适应的生产与质量保证条件；具备足够的厂房、设备、知识和经验以及称职人员，满足委托方所委托的生产和检验工作的要求。

3. 委托生产的所有活动，包括在技术或其他方面拟采取的任何变更，均应符合药品生产许可和注册的有关要求。

4. 药品生产的受托方应按照《药品生产质量管理规范（2010年修订）》进行生产，并按照规定保存所有受托生产文件和记录。

5. 药品生产的受托方应确保所收到的物料、中间产品和待包装产品适用于预定用途。

6. 药品生产的受托方不得从事任何可能对委托生产的产品质量有不利影响的活动。

五、药品委托生产的申请和审批程序

1. 药品委托生产的申请，由委托方向国家食品药品监督管理局或省、自治区、直

辖市食品药品监督管理部门提出申请，并提交申请材料。

2. 受理申请的食品药品监督管理部门对药品委托生产的申请进行审查，包括对委托方技术资料的审核以及对受托方的现场审核，经审查符合规定的，予以批准，并向委托方发放《药品委托生产批件》。

3. 经药品监督管理部门批准并获得《药品委托生产批件》后，药品生产企业方可接受委托生产药品。

六、药品委托生产申请材料

1. 药品委托生产申请报告（包括委托方和受托方的概况、委托生产原因、委托生产时限、生产过程的监控模式等），另附《药品委托生产申请表》（省局审批的一式2份，国家局审批的一式5份）。

2. 委托方对受托方生产和质量保证条件的考核情况。

3. 委托方和受托方的《药品生产许可证》、营业执照复印件；受托方《药品生产质量管理规范》认证证书复印件。

4. 委托方拟委托生产药品的批准证明文件复印件并附质量标准、生产工艺。

5. 委托方拟委托生产药品经批准的包装、标签和使用说明书实样。

6. 委托生产药品拟采用的包装、标签和使用说明书式样及色标。

7. 委托生产合同（要具体规定双方在药品委托生产技术、质量控制等方面的权利和义务）。

8. 受托方所在地省级药品检验所出具的连续三批产品检验报告书。

9. 受托方所在地省、自治区、直辖市食品药品监督管理部门组织对企业技术人员、厂房、设施、设备等生产条件和能力，以及质量保证体系的考核意见。

七、药品委托生产延期申请所需要的申请资料

1. 申请延期委托生产书面报告（包括委托方和受托方的概况、延期委托生产原因、委托生产时限、生产过程的监控模式等），另附《药品委托生产申请表》（省局审批的一式2份，国家局审批的一式5份）。

2. 委托方和受托方的《药品生产许可证》、营业执照复印件。

3. 受托方《药品生产质量管理规范》认证证书复印件。

4. 前次批准的《药品委托生产批件》复印件。

5. 前次委托生产期间，生产、质量情况的总结（包括每批次产品的质量情况）。

6. 与前次《药品委托生产批件》发生变化的证明文件。

八、申请材料要求

1. 申报资料的一般要求 以上资料一式一份，除《药品委托生产申请表》外，其他材料加具封面并按资料编号分别整齐规范装订成册（用A4纸），所有材料须加盖单位公章确认。

2. 申报资料的具体要求

（1）每个申报品种（药品批准文号）报送一套材料。

（2）药品的最小包装、标签和使用说明书实样，粘贴在A4规格纸张上。

（3）报送申请资料的同时需报送《药品委托生产申请表》电子文档（使用"药品委托生产申请软件"录入，文件后缀名为.xml，而不是打印后的Word表格）

九、药品委托生产的其他规定

1. 《药品委托生产批件》有效期不得超过2年，且不得超过该药品批准证明文件规定的有效期限。《药品委托生产批件》有效期满需要继续委托生产的，委托方应当在有效期满30日前，按规定提交申请材料，办理延期手续。

2. 委托生产合同终止的，委托方应当及时办理《药品委托生产批件》的注销手续。

3. 注射剂、生物制品（不含疫苗制品、血液制品）和跨省、自治区、直辖市的药品委托生产申请，由国家食品药品监督管理局负责受理和审批。

4. 疫苗制品、血液制品以及国家食品药品监督管理局规定的其他药品不得委托生产。

5. 麻醉药品、精神药品、医疗用毒性药品、放射性药品、药品类易制毒化学品的委托生产按照法律法规办理。

6. 药品生产企业接受境外制药厂商的委托在中国境内加工药品的，应当在签署委托生产合同后30日内向所在地省、自治区、直辖市食品药品监督管理部门备案。所加工的药品不得以任何形式在中国境内销售、使用。

7. 省、自治区、直辖市食品药品监督管理部门应当将药品委托生产的批准、备案情况报国家食品药品监督管理局。

8. 未经批准擅自委托或者接受委托生产药品的，对委托方和受托方均依照《药品管理法》中的如下规定给予处罚：生产、销售假药的，没收违法生产、销售的药品和违法所得，并处违法生产、销售药品货值金额两倍以上五倍以下的罚款；有药品批准证明文件的予以撤销，并责令停产、停业整顿；情节严重的，吊销《药品生产许可证》《药品经营许可证》或者《医疗机构制剂许可证》；构成犯罪的依法追究刑事责任。

十、委托生产评估小组

公司在决定委托生产之前，应成立委托生产评估小组，负责公司所有与委托生产相关的事宜实施处理。委托生产评估小组主要成员包括质量负责人、生产管理负责人、生产技术部部长、化验室主任。由质量负责人担任组长。

1. 委托生产评估小组各成员职责

（1）质量负责人　主要负责对委托生产的批准、对委托生产的产品的放行进行评估及其他与产品质量相关活动的批准。必要时，有权终止委托生产。

（2）生产管理负责人　主要负责对委托生产产品的工艺的实施进行评估及其他与产品生产相关活动的批准。

（3）生产技术部部长　主要负责对委托生产中的操作规程的实行、生产环境的GMP符合性、原辅料的前处理等相关活动评估审核。

（4）化验室主任　主要负责委托生产产品的检验操作规程的实行、检验数据的可靠性及产品稳定性考察的评估。

2. 受托方在与公司取得委托生产意向之后，公司应及时派遣委托生产评估小组对受托方的生产条件、技术水平、质量管理及完成委托生产的能力进行现场考察，以确定是否能与受托方达成委托生产协议。

十一、药品委托生产操作程序

1. 现场考核　对受托方有更全面、更深入的审核，包括厂房、设备、设施、人员、生产材料等方面的现场审计，文件及培训资料的检查，生产工艺的控制和对供应商的管理方法，投诉及产品召回记录、偏差及变更的管理，受托方现已生产产品的生产过程对委托生产产品是否有不良影响等，应对受托方进行与GMP及相关产品的生产和检验所涉及的所有方面进行全面的评估，评估报告显示其生产管理水平符合委托方及相关法律法规要求的情况下方可进行下一步行动。

2. 试制三批样品　现场考察满意后，在受托方的生产车间试制三批样品。

3. 现场抽样、检查申请　属于国家食品药品监督管理局审批的品种，向省食品药品监督管理局现场申请抽样；属于省食品药品监督管理局审批的品种，向地市食品药品监督管理局申请抽样。

4. 委托生产审批　接到试制三批的合格检验报告后，委托方向药监局提交资料进行审批。

5．受托方在委托生产过程中，委托生产评估小组将负责对其生产过程进行监督。委托生产评估小组每季度对受托方本季度生产的产品及用于生产的物料进行抽检、生产记录和检验记录进行审核。

6．药品须留样至其产品有效期后一年，中药提取物（浸膏、干膏等）须留样至制剂最后一批产品放行完成以后二年。

7．当与受托方发生争执时，委托生产小组将代表公司采取合理措施解除争执，必要时可以采取法律手段解决。

8．公司所有与委托生产相关的文件由质量管理部负责保管。所有文件应当永久保存。

【技能操作】

委托生产合同设计。

一、操作步骤

现有A药厂，由于设备限制，不能够生产栓剂，故现委托B公司进行生产，请设计委托生产合同及原公司需要的相关资料。

二、分析与讨论

1．设计的委托生产合同是否满足GMP对委托生产和委托检验？

2．如何确定检验的基本流程和工作程序？

三、思考题

注射剂能否委托其他公司生产？

考核评价标准

测试项目	技能要求	分值	细化分值
实训准备	着装整洁，符合GMP对人员着装要求 不符合GMP对人员着装要求	5	5 0
实训记录	正确、及时、真实记录实验相关数据，不得存在虚假 虚假、相互抄袭实验设计及实验数据	10	10 0
实训考勤	全勤 请假 迟到、早退 旷课	10	10 6 4 0
技能操作	合同设计 按照GMP职责划分合理、规范、明了，可行性强 按照GMP职责划分较合理、规范、明了，可行性一般 按照GMP职责划分不合理、规范、明了，可行性差 未按照GMP职责划分，且不合理、规范、明了，可行性差	40	 40 32 16 0
清场	按要求清洁仪器设备、实验台，摆放好所用药品 未按要求清洁仪器设备、实验台，摆放好所用药品	10	10 0
实训报告	实验报告工整，项目齐全，结论准确，并能针对实训内容进行分析讨论，并记录讨论结果 实验报告较工整，项目齐全，结论较准确，并能针对实训内容进行分析讨论，并记录讨论结果 实验报告不工整，项目不齐全，结论不准确，没能针对实训内容进行分析讨论，没记录讨论结果	25	25 18 10
合计		100	

实训十　GMP认证现场检查模拟

【实训目的】

1. **掌握**　GMP认证现场检查的基本要求。
2. **熟悉**　GMP认证现场检查的基本流程。

【实训内容】

模拟GMP认证的现场检查工作。

【知识链接】

国家食品药品监督管理局于2011年8月2日以国食药监安〔2011〕365号文发出《药品生产质量管理规范认证管理办法》，对药品GMP认证实施步骤及有关要求做了布置。

一、GMP认证负责部门

国家食品药品监督管理局主管全国药品GMP认证管理工作。负责注射剂、放射性药品、生物制品等药品GMP认证和跟踪检查工作；负责进口药品GMP境外检查和国家或地区间药品GMP检查的协调工作。

省级药品监督管理部门负责本辖区内除注射剂、放射性药品、生物制品以外其他药品GMP认证和跟踪检查工作以及国家食品药品监督管理局委托开展的药品GMP检查工作。

省级以上药品监督管理部门设立的药品认证检查机构承担药品GMP认证申请的技术审查、现场检查、结果评定等工作。

二、适用范围

新开办药品生产企业或药品生产企业新增生产范围、新建车间的，应当按照《药品管理法实施条例》的规定申请药品GMP认证。

已取得《药品GMP证书》的药品生产企业应在证书有效期届满前6个月，重新申请药品GMP认证。

药品生产企业改建、扩建车间或生产线的，应按本办法重新申请药品GMP认证。

三、药品GMP认证申请资料要求

1. 企业的总体情况

（1）企业信息　企业名称、注册地址；企业生产地址、邮政编码；联系人、传真、联系电话（包括出现严重药害事件或召回事件的24小时的联系人、联系电话）。

（2）企业的药品生产情况　简述企业获得（食品）药品监督管理部门批准的生产活动，包括进口分包装、出口以及获得国外许可的药品信息；营业执照、药品生产许可证，涉及出口的需附上境外机构颁发的相关证明文件的复印件；获得批准文号的所有品种（可分不同地址的厂区来填写，并注明是否常年生产，近三年的产量列表作为附件）；生产地址是否有处理高毒性、性激素类药物等高活性、高致敏性物料的操作，如有应当列出，并应在附件中予以标注。

（3）本次药品GMP认证申请的范围　列出本次申请药品GMP认证的生产线，生产剂型、品种并附相关产品的注册批准文件的复印件；最近一次（食品）药品监督管理部门对该生产线的检查情况（包括检查日期、检查结果、缺陷及整改情况，并附相关的药品GMP证书）。如该生产线经过境外的药品GMP检查，需一并提供其检查情况。

（4）上次药品GMP认证以来的主要变更情况　简述上次认证检查后关键人员、设备设施、品种的变更情况。

2. 企业的质量管理体系

（1）企业质量管理体系的描述　质量管理体系的相关管理责任，包括高层管理者、质量管理负责人、质量授权人和质量保证部门的职责。简要描述质量管理体系的要素，如组织机构、主要程序、过程等。

（2）成品放行程序　放行程序的总体描述以及负责放行人员的基本情况（资历等）。

（3）供应商管理及委托生产、委托检验的情况　概述供应商管理的要求，以及在评估、考核中使用到的质量风险管理方法；简述委托生产的情况（如有）；简述委托检验的情况（如有）。

（4）企业的质量风险管理措施　简述企业的质量风险管理方针；质量风险管理活动的范围和重点，以及在质量风险管理体系下进行风险识别、评价、控制、沟通和审核的过程。

（5）年度产品质量回顾分析　企业进行年度产品质量回顾分析的情况以及考察的

重点。

3. 人员

（1）包含质量保证、生产和质量控制的组织机构图（包括高层管理者），以及质量保证、生产和质量控制部门各自的组织机构图。

（2）企业关键人员及从事质量保证、生产、质量控制主要技术人员的资历。

（3）质量保证、生产、质量控制、贮存和发运等各部门的员工数。

4. 厂房、设施和设备

（1）厂房

简要描述建筑物的建成和使用时间、类型（包括结构以及内外表面的材质等）、场地的面积。

厂区总平面布局图、生产区域的平面布局图和流向图，标明比例。应当标注出房间的洁净级别、相邻房间的压差，并且能指示房间所进行的生产活动。

简要描述申请认证范围所有生产线的布局情况。

仓库、贮存区域以及特殊贮存条件进行简要描述。

①空调净化系统的简要描述：空调净化系统的工作原理、设计标准和运行情况，如进风、温度、湿度、压差、换气次数、回风利用率等。

②水系统的简要描述：水系统的工作原理、设计标准和运行情况及示意图。

③其他公用设施的简要描述：其他的公用设施如压缩空气、氮气等的工作原理、设计标准以及运行情况。

（2）设备 ①列出生产和检验用主要仪器、设备。②清洗和消毒：简述清洗、消毒与药品直接接触设备表面使用的方法及验证情况。③简述与药品生产质量相关的关键的计算机化系统的设计、使用验证情况。

5. 文件
描述企业的文件系统；简要描述文件的起草、修订、批准、发放、控制和存档系统。

6. 生产

（1）生产的产品情况 所生产的产品情况综述（简述）；本次申请认证剂型及品种的工艺流程图，并注明主要质量控制点与项目。

（2）工艺验证 简要描述工艺验证的原则及总体情况；简述返工、重新加工的原则。

（3）物料管理和仓储 原辅料、包装材料、半成品、成品的处理，如取样、待检、放行和贮存；不合格物料和产品的处理。

7. **质量控制** 描述企业质量控制实验室所进行的所有活动，包括检验标准、方法、验证等情况。

8. **发运、投诉和召回**

（1）发运 简要描述产品在运输过程中所需的控制，如温度/湿度控制；确保产品可追踪性的方法。

（2）投诉和召回 简要描述处理投诉和召回的程序。

9. **自检** 简要描述自检系统，重点说明计划检查中的区域选择标准，自检的实施和整改情况。

四、药品GMP认证的程序

药品GMP认证的程序见下图10-1。

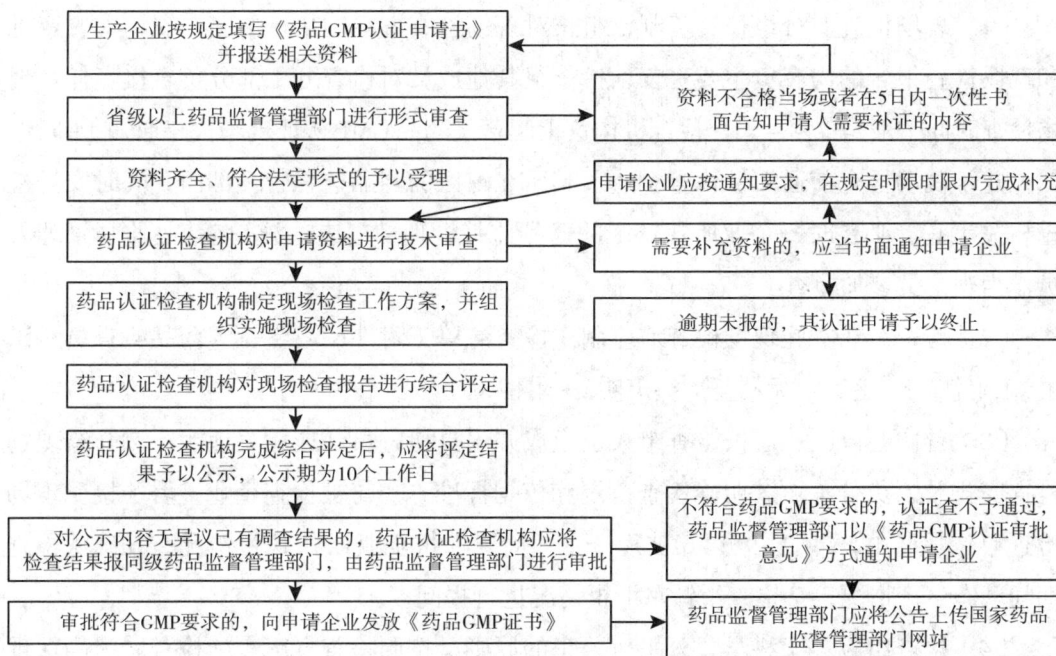

```
┌─────────────────────────────────┐
│ 生产企业按规定填写《药品GMP认证申请书》│
│         并报送相关资料            │
└─────────────────────────────────┘
              ↓                          ┌──────────────────────────────────┐
┌─────────────────────────────────┐      │ 资料不合格当场或者在5日内一次性书      │
│ 省级以上药品监督管理部门进行形式审查  │ →   │ 面告知申请人需要补证的内容           │
└─────────────────────────────────┘      └──────────────────────────────────┘
              ↓                                        ↓
┌─────────────────────────────────┐      ┌──────────────────────────────────┐
│ 资料齐全、符合法定形式的予以受理     │      │ 申请企业应按通知要求，在规定时限时限内完成补充 │
└─────────────────────────────────┘      └──────────────────────────────────┘
              ↓                                        ↓
┌─────────────────────────────────┐      ┌──────────────────────────────────┐
│ 药品认证检查机构对申请资料进行技术审查 │ →   │ 需要补充资料的，应当书面通知申请企业   │
└─────────────────────────────────┘      └──────────────────────────────────┘
              ↓                                        ↓
┌─────────────────────────────────┐      ┌──────────────────────────────────┐
│ 药品认证检查机构制定现场检查工作方案，并组 │    │ 逾期未报的，其认证申请予以终止       │
│ 织实施现场检查                    │      └──────────────────────────────────┘
└─────────────────────────────────┘
              ↓
┌─────────────────────────────────┐
│ 药品认证检查机构对现场检查报告进行综合评定 │
└─────────────────────────────────┘
              ↓
┌─────────────────────────────────┐
│ 药品认证检查机构完成综合评定后，应将评定结 │
│ 果予以公示，公示期为10个工作日       │
└─────────────────────────────────┘
              ↓                          ┌──────────────────────────────────┐
┌─────────────────────────────────┐      │ 不符合药品GMP要求的，认证查不予通过，  │
│ 对公示内容无异议已有调查结果的，药品认证检查机构应将 │ → │ 药品监督管理部门以《药品GMP认证审批 │
│ 检查结果报同级药品监督管理部门，由药品监督管理部门进行审批 │  │ 意见》方式通知申请企业             │
└─────────────────────────────────┘      └──────────────────────────────────┘
              ↓                          ┌──────────────────────────────────┐
┌─────────────────────────────────┐      │ 药品监督管理部门应将公告上传国家药品  │
│ 审批符合GMP要求的，向申请企业发放《药品GMP证书》 │ → │ 监督管理部门网站             │
└─────────────────────────────────┘      └──────────────────────────────────┘
```

图10-1 药品GMP认证程序图

1. **认证的申请阶段** 申请药品GMP认证的生产企业，应按规定填写《药品GMP认证申请书》（附件1），并报送相关资料。

2. **资料的形式审查阶段** 省级以上药品监督管理部门对药品GMP申请书及相关资料进行形式审查，申请材料齐全、符合法定形式的予以受理；未按规定提交申请资料的，以及申请资料不齐全或者不符合法定形式的，当场或者在5日内一次性书面告知申请人需要补正的内容。

3. 资料的技术审查阶段 药品认证检查机构对申请资料进行技术审查并填写《药品GMP认证申报资料技术审查意见表》（附件2），需要补充资料的，应当书面（附件3）通知申请企业。申请企业应按通知要求，在规定时限内完成补充资料，逾期未报的，其认证申请予以终止。技术审查工作时限为自受理之日起20个工作日。需补充资料的，工作时限按实际顺延。

4. 制订检查方案阶段 药品认证检查机构完成申报资料技术审查后，应当制定现场检查工作方案（附件4），并组织实施现场检查。制定工作方案及实施现场检查工作时限为40个工作日。药品认证检查机构应在现场检查前通知申请企业。检查方案的内容应包括日程安排、检查项目、检查组成员及分工等。

5. 现场检查阶段

（1）现场检查实行组长负责制，组长对现场检查方案的执行情况、现场检查意见和现场检查报告的内容负主要责任，检查组其他成员对检查分工部分负直接责任。现场检查时间一般是2～4天，检查机构负责起草《药品GMP认证现场检查通知》（附件5），并于现场检查前通知被检查企业及其所在辖区的药品监督管理部门，同时安排检查相关事宜。必要时，企业所在辖区的药品监督管理部门应选派1名药品监督管理人员作为观察员参加检查。

（2）检查组在实施现场检查前应制作检查清单（附件6），签订《药品检查员承诺书》（附件7），签署《无利益冲突声明》（附件8）。

（3）首次会议 ①通报检查组人员组成并出具检查员证或相关证明；②介绍现场检查安排及人员分工；③明确检查范围和依据标准；④与被检查企业签署《接受现场检查单位承诺书》（附件9）；⑤被检查企业简要汇报企业GMP执行情况；⑥确认检查期间动态生产情况；⑦检查组针对汇报情况进行提问。

（4）检查组应基于科学、公平、公正的原则，按照检查方案实施检查。为确保现场检查质量，检查组可以对检查方案做出实事求是的调整。任何调整均须在检查报告中予以说明，延长或缩短检查时间、有重大内容调整的须电话报检查机构同意后方可执行。

（5）检查员应按照分工将现场检查所涉及的内容及时、详尽地记录，记录资料应随检查报告一同交回检查机构。

（6）检查组可通过现场观察、面谈、提问、查阅文件等方式进行现场检查，可采用复印、录音、摄影、摄像等方式进行现场取证。复印的证据材料需注明"与原件一致，页数和份数"，由具有一定资质的企业代表签字并加盖骑缝章。

（7）检查组每天检查工作结束前应对当天检查情况和企业进行简单的口头交流，并告知企业第二天检查的主要内容及备查文件资料。

（8）现场检查结束后，检查组对现场检查情况进行分析汇总，对检查发现缺陷参照《药品生产现场检查风险评定指导原则》进行分级，并完成《药品GMP认证现场检查报告》（附件10）。现场检查报告应客观真实反映该公司的基本情况，能支持检查发现情况与最终结论。所叙述内容应清晰、准确，不得含糊其辞。

（9）对可能导致严重药害事件发生的缺陷问题，检查组要立即报告检查机构。检查机构视情况决定是否报告药品监督管理部门。

（10）现场检查期间如发现申请企业涉嫌违反《药品管理法》等相关规定，检查组应及时将证据通过观察员移交企业所在地药品监督管理部门，并报告检查机构，检查机构根据情况决定是否中止现场检查活动。检查组应将情况在检查报告中详细记录。

（11）《药品GMP认证现场检查报告》须检查组、观察员签字，并附《药品GMP认证现场检查不合格项目》（附件11）及相关资料。

（12）末次会议企业应安排关键人员及其他有关人员参加，检查组向被检查企业通报检查情况，明确检查不合格项目。如企业对检查发现问题有异议，可作适当解释和说明，检查组应进一步核实。企业如仍有异议，可提交《检查组与受检企业存在异议的问题记录》（附件12）。检查发现的不合格项目，须检查组、观察员及被检查企业负责人签字，双方各执一份。

末次会议上检查组应告知企业按照《药品生产质量管理规范现场检查缺陷项目整改资料要求》进行整改，并要求其在20个工作日内报送整改报告到检查机构。

（13）结束检查后，检查组应及时将检查报告及其电子文档、检查员记录本及相关资料报送至检查机构。

（14）现场检查结束后，原则上企业应在20个工作日内向药品检查机构报送缺陷整改报告，如无法在规定时限内完成整改，企业可报送相应的整改计划。整改时间不计入认证工作时限。整改资料的相关要求详见《药品生产质量管理规范现场检查缺陷项目整改资料要求》。

6. 检查报告的审核阶段

（1）检查机构应在40个工作日内结合企业报送的整改资料对现场检查报告进行审查及综合评定。

（2）综合评定应采用风险评估的原则，综合考虑缺陷的性质、严重程度以及所评估产品的类别对检查结果进行评定。①只有一般缺陷，或者所有主要和一般缺陷的整改情况证明企业能够采取有效措施进行改正的，评定结果为"符合"；②有严重缺陷或有多项主要缺陷，表明企业未能对产品生产全过程进行有效控制的，或者主要和一般缺陷的整改情况或计划不能证明企业能够采取有效措施进行改正的，评定结果为"不符合"。

（3）如遇复杂或有争议的问题，可组织有关专家论证。通过论证有下列情形的，可组织检查组对该企业GMP整改情况进行现场复核检查，如进行现场复核检查，评定时限顺延。①缺陷整改内容较复杂，技术审查无法确定整改效果的；②通过审查检查员作业、整改资料，反馈企业可能存在现场检查报告中未提及的主要或严重缺陷的。

（4）现场复核检查参照药品认证现场检查程序进行，重点对缺陷整改情况及重点检查问题进行检查。

（5）现场复核检查组原则上应为上次GMP认证检查的人员。现场复核检查中发现企业仍存在缺陷，企业需进一步报送整改资料，药品检查机构按照综合评定程序，结合企业报送的整改资料对现场复核检查缺陷整改情况进行综合评定。

（6）审查过程中应及时填写《药品GMP认证现场检查审查单》（附件13）。

（7）检查机构依据《药品GMP认证现场检查审查单》及综合评定意见形成《药品GMP认证审核件》（附件14）。

（8）发现企业目前风险可控，日后生产中存在潜在风险的，应向企业发放《药品检查告诫信》（附件15），并告知企业所在地监管部门，督促其日后对企业监管。需发《药品检查告诫信》情形如下：①此次认证剂型项下有多个品规，但未完成常规生产品规工艺验证工作的；②共线生产存在较大风险的；③人员变动频繁，质量管理体系薄弱；④存在其他较大风险的。

7. 认证批准阶段　检查机构应将符合或不符合《药品生产质量管理规范》的评定结果予以公示。公示内容包括受理号、企业名称、现场检查时间、检查范围、检查组成员、检查经办人员等内容。

公示期为10个工作日。对公示内容有异议的，药品认证检查机构或报同级药品监督管理部门及时组织调查核实。调查期间，认证工作暂停。

对公示内容无异议或对异议已有调查结果的，药品认证检查机构应将检查结果报同级药品监督管理部门，由药品监督管理部门进行审批。

8. 公报发证阶段　经药品监督管理部门审批，符合药品GMP要求的，向申请企业发放《药品GMP证书》；不符合药品GMP要求的，认证检查不予通过，药品监督管理部门以《药品GMP认证审批意见》（附件16）方式通知申请企业。行政审批工作时限为20个工作日。药品监督管理部门应将审批结果予以公告。省级药品监督管理部门应将公告上传国家食品药品监督管理局网站。

发布《药品GMP认证公告》后，药品监督管理部门将《药品GMP认证审批签发件》（附件17）交行政受理机构。行政受理机构依据药品监督管理部门审批结果打印《药品GMP证书》或《药品GMP认证审批件》。

企业可持领取行政许可项目批准文件用委托书（领取人需带身份证明原件与复印件）到行政受理机构，领取《药品GMP证书》或《药品GMP认证审批件》。

【技能操作】

一、操作步骤

1. 课前学生按照教师要求，复习关于GMP认证工作流程、资料准备等内容，以10人为一组分组上网、查阅相关图书资料，收集准备GMP认证资料、现场认证检查表格。并对认证申请资料进行目录编制整理，提交GMP认证申请资料。给出《药品GMP认证现场检查方案》及相关资料。

2. 学生分别扮演企业申报人员、国家食品药品监督管理GMP认证工作人员、省级食品药品监督管理GMP认证工作人员、药品认证检查机构人员、现场检查组长、现场检查组员、观察员、企业陪同人员等相关角色，模拟药品生产GMP认证的流程。

3. 教师对各环节评分和总结。

提交GMP认证申请资料，现场检查方案，现场检查报告等各项表格，完成实训报告。

二、分析与讨论

1. GMP认证的工作流程包括？

2. GMP认证现场检查的要点有哪些？

三、思考题

GMP认证现场检查后如何判定结果？

考核评价标准

测试项目	技能要求	分值	细化分值
实训准备	实训前资料搜集准备充分 实训前没有进行资料搜集	10	10 0
实训记录	正确、及时、真实记录实验相关数据，不得存在虚假 虚假、相互抄袭实验设计及实验数据	10	10 0
实训考勤	全勤 请假 迟到、早退 旷课	10	10 6 2 0
技能操作	1. GMP认证现场检查前工作 完全清楚现场检查前GMP认证申请、资料审查、技术审查过程，并正确填写各项表格、记录 大致清楚现场检查前GMP认证申请、资料审查、技术审查过程，并正确填写部分表格、记录 不清楚现场检查前GMP认证申请、资料审查、技术审查过程，没有填写各项表格、记录	10	10 5 0
	2. GMP认证现场检查工作 完全清楚现场检查工作流程，并正确填写各项表格、记录 大致清楚完全清楚现场检查工作流程，并正确填写部分表格、记录 不清楚完全清楚现场检查工作流程，没有填写各项表格、记录	35	35 20 0
	3. GMP认证现场检查后工作 完全清楚现场检查后检查报告的审核、认证批准、发证等工作流程，并正确填写各项表格、记录 大致清楚现场检查后检查报告的审核、认证批准、发证等工作流程，并正确填写部分表格、记录 不清楚现场检查后检查报告的审核、认证批准、发证等工作流程，没有填写各项表格、记录	10	10 6 0
实训报告	实验报告工整，项目齐全，结论准确，并能针对实训内容进行分析讨论，并记录讨论结果 实验报告较工整，项目齐全，结论较准确，并能针对实训内容进行分析讨论，并记录讨论结果 实验报告不工整，项目不齐全，结论不准确，没能针对实训内容进行分析讨论，没记录讨论结果	15	15 10 0
合计			100

附件1

受理编号：

药品GMP认证申请书

申请单位：   （公章）

所在地：   省、自治区、直辖市

填报日期：   年   月   日

受理日期：   年   月   日

国家药品监督管理局制

填报说明

1、组织机构代码按《中华人民共和国组织机构代码证》上的代码填写。

2、企业类型：按《企业法人营业执照》上企业类型填写。三资企业请注明投资外方的国别或港、澳、台地区。

3、生产类别：填写化学药、化学原料药、中成药、中药提取、生物制品、体外诊断试剂、放射性药品、其他类（中药饮片、药用辅料、空心胶囊、医用氧）。中成药含中药提取的，应在括弧内注明。

4、认证范围：按制剂剂型类别，填写注射剂、口服固体制剂、口服液体制剂、其他制剂、原料药，生物制品，体外诊断试剂，放射性药品，其他类（中药饮片、药用辅料、空心胶囊、医用氧）。

青霉素类、头孢菌素类、激素类、抗肿瘤药、避孕药、中药提取车间在括弧内注明；原料药应在括弧内注明品种名称；放射性药品、生物制品应在括弧内注明品种名称和相应剂型。

5、固定资产和投资额计算单位：万元。生产能力计算单位：万瓶、万支、万片、万粒、万袋、吨等。

6、联系电话号码前标明所在地区长途电话区号。

7、受理编号及受理日期由受理单位填写。受理编号为：省、自治区、直辖市简称＋年号＋四位数字顺序号。

8、申请书填写内容应准确完整，并按照《药品GMP认证申请资料要求》报送申请认证资料，要求用A4纸打印，左侧装订。

9、报送申请书一式2份，申请认证资料1份。

企业名称	中文				
	英文				
注册地址	中文				
生产地址	中文				
	英文				
注册地址邮政编码			生产地址邮政编码		
组织机构代码			药品生产许可证编号		
生产类别					
企业类型			三资企业外方国别或地区		
企业始建时间		年　月　日	最近更名时间		年　月　日
职工人数			技术人员比例		
法定代表人		职称		所学专业	
企业负责人		职称		所学专业	
质量管理负责人		职称		所学专业	
生产管理负责人		职称		所学专业	
质量授权人		职称		所学专业	
联系人		电话		手机	
传真			e-mail		
企业网址					
固定资产原值（万元）			固定资产净值（万元）		
厂区占地面积（平方米）			建筑面积（平方米）		
上年工业总产值（万元）			销售收入（万元）		
利润（万元）		税金（万元）		创汇（万美元）	
本次认证是企业第 〔　〕次认证			属于　□新建　□改扩建　□迁建		
申请认证范围	中文				
	英文				
省、自治区、直辖市（食品）药品监督管理局审核意见					

续表

审核人签字:		审核部门签章:	
	年　月　日		年　月　日
备注			

附件2

药品GMP认证资料技术审查意见表

申请单位			
受理编号		收审日期	
审查结论	符合规定□；补充资料□；终止认证□		

序号	评定项目	评定结果	备注
1	行政受理机构的审查意见	○符合要求 ○不符合要求	
2	联系人、传真、联系电话、公共卫生突发事件24小时联系人（包括应急联系电话）、邮政编码	○符合要求 ○不符合要求	
3	企业药品生产情况	○符合要求 ○不符合要求	
4	本次药品GMP认证申请的范围	○符合要求 ○不符合要求	
5	上次药品GMP认证以来的主要变更情况	○符合要求 ○不符合要求	
6	企业质量管理体系	○符合要求 ○不符合要求	
7	成品放行程序	○符合要求 ○不符合要求	
8	供应商管理及委托生产、委托检验的管理	○符合要求 ○不符合要求	
9	企业的质量风险管理措施	○符合要求 ○不符合要求	
10	年度产品质量回顾分析	○符合要求 ○不符合要求	
11	机构与人员	○符合要求 ○不符合要求	
12	厂房布局	○符合要求 ○不符合要求	
13	生产车间情况	○符合要求 ○不符合要求	
14	空调净化系统	○符合要求 ○不符合要求	
15	水系统	○符合要求 ○不符合要求	

续表

序号	评定项目	评定结果	备注
16	其他公用设施	○符合要求 ○不符合要求	
17	设备	○符合要求 ○不符合要求	
18	文件	○符合要求 ○不符合要求	
19	生产产品情况	○符合要求 ○不符合要求	
20	工艺验证	○符合要求 ○不符合要求	
21	物料管理和仓储	○符合要求 ○不符合要求	
22	生产用菌毒种、细胞系的管理	○符合要求 ○不符合要求	
23	生产用人血浆的管理	○符合要求 ○不符合要求	
24	质量控制	○符合要求 ○不符合要求	
25	发运	○符合要求 ○不符合要求	
26	投诉和召回	○符合要求 ○不符合要求	
27	自检	○符合要求 ○不符合要求	
资料审查意见	经办人： 年　月　日		
审核意见	负责人： 年　月　日		

附件3

药认（补）字〔　〕号

药品GMP认证补充资料通知

××××××：

根据《药品GMP认证管理办法》规定，经对你单位申报的<u>××××</u>剂《药品GMP认证申请书》（受理编号：GMP××××××）及其资料进行审查，需补充以下资料：

以上补充资料（一式两份）及本通知书复印件，于　　年　　月　　日前报送我中心。逾期未报，终止受理。

特此通知。

年　　月　　日

主题词：GMP　认证　补充资料

药品GMP认证检查机构　　年　　月　　日印发

附件4

****有限公司药品GMP认证现场检查方案（模板）

根据《药品生产质量管理规范认证管理办法》规定，经对****有限公司的《药品GMP认证申请书》（编号）及申报资料进行审查，符合规定要求，予以实施现场检查。检查方案如下。

一、企业概况

*********有限公司始建于****年，有**个生产厂区，厂区占地面积*****m^2，建筑面积*****m^2。

本次申请认证的****、位于*****经济开发区*****路*****号、新建的固体制剂车间内生产，该车间面积*****m^2，分成*****区、*****区、*****区三个区域，总洁净区面积*****m^2，洁净级别为D级。

该公司现有品种*****个，品规****，认证范围：*****认证地址：*****

二、检查时间和日程安排检查时间

2013年**月**日至**日（3天）日程安排：

月日上午首次会议：

检查组、公司分别介绍参加会议人员，公司简要汇报药品GMP实施情况；检查组宣读检查纪律、确认监督检查范围、介绍检查要求和注意事项；检查组根据企业在检查期间的生产计划，制定/修订检查清单，落实日程安排；检查组查阅申报资料及与检查范围相关的资料。

中午：午餐

下午检查厂区周围环境、总体布局、仓储设施、设备；物料的接收、取样、分发与质量控制；制药用水系统管理和质量控制；空气净化系统的使用、维护和管理；质量控制实验室；检查组内部讨论，必要时与企业进行沟通。

月日上午：生产厂房的设施、设备情况；生产车间的生产管理和质量控制。

中午：午餐

下午：检查组查看企业质量体系的相关记录、凭证，以及企业有关质量体系的文件规定。检查组内部讨论，必要时与企业进行沟通。

月日上午：检查组查看企业质量体系的相关记录、凭证，以及企业有关质量体系的文件规定。对检查情况进行小结，查看基于风险确定检查项目的疏漏内容，对疏漏项目补充查阅。

中午：午餐

下午：检查组讨论和撰写检查报告；末次会议：检查组反馈缺陷情况。

注：检查组可根据企业实际情况调整检查日程安排，应保证能对企业进行全面、系统的检查。

三、检查项目

检查组依据《药品生产质量管理规范》（2010年修订）规定，结合该公司认证检查品种的实际情况，基于风险管理的原则，确定检查清单及重点检查内容。

检查组应选择产量大、工艺复杂、质量不稳定等风险高的品种进行全过程检查，并在检查报告中予以专述，企业认证剂型生产的品种在3个以上的，至少要选3个品种进行全过程检查和专述，企业认证剂型生产的品种在3个以下的，全部全过程检查和专述。

检查内容至少包括但不局限以下内容。

1. 前次检查发现缺陷项目的整改情况。

2. 机构与人员　组织机构及关键人员的设臵及变更情况；关键岗位操作人员、产品放行人的管理及培训情况；进入洁净区人员卫生管理情况。

3. 厂房与实施　洁净室的清洁及消毒；洁净区的布局，特别是关键工序的区域设臵情况；质量控制区、仓储区、辅助区的设臵情况。

4. 设备　工艺用水系统；关键设备的维护、维修、清洁及使用情况；仪器、仪表的校准情况。

5. 物料与产品　仓储区布局和环境控制；物料与产品的接收、贮存、放行、使用情况及其相关记录管理情况；标签管理。

6. 确认与验证　关键洁净区洁净度的确认情况；工艺验证情况；关键设备确认情况；清洁验证情况；纯化水、空气净化系统验证情况；公用系统验证情况（厂房设施、压缩空气系统）。

7. 生产管理　生产操作与注册批准工艺的一致性；关键区域人员行为规范情况；生产设备及器具的清洁、灭菌；生产设备及器具的状态标识；关键洁净区的监测情况；工艺规程与批生产记录；称量操作以及称量设备的校准情况。

8. 质量控制与质量保证　物料、中间产品、待包装产品及产品的审核、放行情况；偏差管理、OOS、变更管理情况；品种年度回顾分析情况；纯化水水质监测及趋势分析；留样与持续稳定性考察；物料及产品的检验、记录及报告情况；主要物料供应商的审计情况。

四、检查组成员

组长：

组员：

＊＊主要负责机构与人员、厂房与设施、设备、确认与验证，并汇总检查情况，草拟检查报告；

＊＊主要负责质量管理、质量控制与质量保证、委托生产与委托检验；

＊＊主要负责文件管理、物料与产品、生产管理、产品发运与召回、自检。

重要说明：

1. 请检查员在下发的记录本上如实详细记录检查过程及内容，检查结束后同检查报告一同上交中心。

2. 检查组应根据情况在检查报告中如实反映企业情况，并结合质量管理风险综合评定该企业是否通过GMP认证。

3. 检查员应按方案安排的时间进行检查，如现场检查时间缩短或延后，必须报认证中心经同意后方可改变。

4. 检查缺陷项目表应由企业负责人签名，企业负责人不在场，由他人代签名的，应提供授权委托书。

5. 关于工艺变更问题GMP认证现场检查时，请检查组按附表"工艺变更研究验证形式审查意见表"填写（原料药按认证品种填写，制剂按照现场抽查的品种填写），明确结论后，检查组人员签名并与现场检查报告一并递交认证中心。

附件5

药认查字〔 〕号

药品GMP认证现场检查通知

××××××:

根据《药品管理法》和《药品生产质量管理规范认证管理办法》的规定，决定对你单位的××××进行现场检查。

定于 年 月 日— 年 月 日派检查员XXX、XXX、XXX赴现场进行现场检查。

特此通知。

年 月 日

主题词: 药品GMP 认证检查 通知
_____

抄送: ×××药品监督管理部门

_____

药品检查机构 年 月 日印发

附件6

×××公司现场检查清单

检查范围：小容量注射剂、冻干粉针剂

序号	检查项目	检查内容	文件清单	关注点	风险等级
1	外围	厂区周围环境、总体布局	总布局图	整体布局合理性	L
2	仓储和物料	2.1 仓储设施、布局 2.2 原辅料库、成品库、内包材库、标签库、常温库、阴凉库	1. 温湿度监控措施、监控记录 2. 标签说明书领用记录	1. 仓储区域划分 2. 阴凉库监控记录	L/M
		2.3 制剂所用原辅料（包括活性炭）、包材管理情况 2.4 物料接收与发放情况	1. 取样管理规程 2. 取样记录 3. 货位卡、物料原包装	1. 取样人员、方式方法，取样条件，特别是无菌物料 2. 原辅料、直接接触药品的内包材是否按照规程取样、留样 3. 状态标识 4. 货位卡的可溯性 5. 物料发放记录	M
		2.5 供应商审计、评估	1. 原辅料供应商审计档案 2. 内包材供应商审计档案 3. 针对活性炭供应商审计档案	1. 供应商资质 2. 供应商审计及现场审计报告 3. 质量保证协议 4. 原辅材料检验报告 5. 审计SOP及现场审计记录	M
3	制水	3.1 制水系统整体布局，产能与生产规模匹配情况 3.2 PW、WFI取样点分布 3.3 在线监测情况 3.4 制水系统清洁、消毒	1. 日常监测记录及趋势分析 2. 消毒、灭菌记录 3. PW、WFI、纯蒸汽制备记录 4. PW.WFI取样点分布图 5. 制水系统清洁消毒规定	1. 回水温度、流速、电导率，TOC检测，异常情况处理 2. PW总送电导率 3. 有无盲管、死角，空管的处理 4. 如何清洗消毒，是否影响其他生产线使用	M/H
4	厂房、设施	4.1 厂房布局、功能间设置，生产线布局情况 4.2 A/B级动态监测情况 4.3 工艺流程及布局情况	1. 厂房工艺布局 2. 厂房竣工图 3. 现场环境监测记录 4. 质量控制区、仓储区、辅助区的布局图	1. 厂房、设施的验证 2. A/B灌装区域在线监测及动态监测内容及监测结果，是否包含无菌装配 3. 生产区人流、物流走向；进入无菌区工艺布局；压差梯度	H

续表

序号	检查项目	检查内容	文件清单	关注点	风险等级
4	厂房、设施			4. 局部A级的气流组织形式 5. 灭菌区域防止差错和混淆的措施 6. 无菌检验室	
5	设备	5.1 关键设备的设计安装情况 5.2 洗灌封联动设备运行情况 5.3 配液罐(定容、清洗) 5.4 药液输送系统 5.5 灭菌设备(方式、监控、探头、记录) 5.6 称量设备 5.7 仪器、仪表校准情况 5.8 过滤系统 5.9 冻干机	1. 配液设备及输送设备内表面材质 2. 配液、洗灌封设备使用规定 3. 计量设备规定 4. 称量记录 5. 设备归档情况 6. 配制、灌封、灭菌、冻干机设备验证方案、验证报告	1. 关键设备的设计安装是否影响操作,验证 2. 配液设备、洗灌封联动设备、灭菌、冻干设备使用记录 3. 计量设备的检验情况 4. 关键设备档案 5. 活性炭有否与其他物料分开称量	H
6	生产	6.1 生产工艺 6.2 人员操作、无菌更衣 6.3 A/B区内无菌操作情况,胶塞、器具的转运 6.4 生产现场清洁消毒 6.5 地漏设置 6.6 洗衣、洗鞋 6.7 清洁间位置、清洁工具 6.8 物料在洁净间传递 6.9 水浴灭菌 6.10 真空脉动灭菌 6.11 培养基模拟灌装	1. 批记录 2. 注册批准文件、工艺规程、SOP 3. 中间品管理规程4.滤器完整性测试记录 5. 取样及记录 6. 配液至灌装及灭菌的时间 7. 除菌滤芯起泡点规定 8. 灭菌温度、时间 9. 冻干曲线	1. 生产工艺是否与批准相一致;以及数据完整性 2. 是否按规程进行清洁消毒 3. 过滤器完整性测试 4. 人员无菌更衣程序(录像) 5. B级区无菌操作情况 6. 有无委托生产 7. 滤芯起泡点记录 8. 灭菌曲线、记录 9. 冻干曲线及记录	H
7	空调	7.1 空气净化系统运行状况及保养 7.2 日常监测 7.3 清洗、维护、保养情况 7.4 空调系统运行情况 7.5 无菌检验室高效过滤情况	1. 空调系统的验证方案及报告 2. 清洗、维修保养记录 3. 日常监测记录	1. 空调系统验证 2. 初、中、高效过滤器的更换周期 3. 净化区高效过滤器检漏情况,A级区送风垂直流录像。 4. 有无超标、偏差、变更情况	H/M

序号	检查项目	检查内容	文件清单	关注点	风险等级
8	QA/QC	8.1 检验人员名单 8.2 检验人员资质、经验 8.3 取样及样品分发	1. 人员资质证明、上岗证 2. 人员培训情况 3. 分样、留样记录	1. 人员数量是否与生产相适应 2. 培训内容是否相适应 3. 是否委托检验	L
		8.4 微生物实验室布局 8.5 菌种传代、使用	1. 日常监测记录 2. 消毒、灭菌记录 3. 菌种传代、使用、销毁记录	1. 无菌试验人员操作 2. 培养箱是否相适应，能否满足培养基模拟灌装数量 3. 无菌取样操作	H
		8.6 持续稳定性考察情况 8.7 留样观察情况	1. 稳定性考察报告 2. 留样观察记录 3. 样品管理SOP	1. 数据真实性 2. 留样保存条件 3. 对照品管理	H
		8.8 仪器、设备校准	1. 仪器校准规程和记录 2. 设备、仪器、仪表校验记录、证书 3. 检验设备使用、清洁、维护的操作规程及记录	1. 校准时间、有效期 2. 仪器仪表校验情况，有无校验记录 3. 数据完整性，是否具备审计追踪功能	M
		8.9 试剂、试药、对照品、菌种、培养基储存、配制、使用 8.10 试剂、试液有效期	1. 试剂、试药、对照品、菌种、培养基管理规程 2. 培养基制、领用记录 3. 对照品使用记录	1. 毒性试剂储存 2. 细菌适用性试验评价	H
		8.11 检验方法确认或验证 8.12 实验室变更 8.13 偏差及OOS处理	1. 质量标准 2. 检验方法验证报告 3. 偏差调查结果 4. 相关实验记录	关注检验数据完整性	H
		8.14 年度质量回顾制度 8.15 变更控制 8.16 偏差调查报告 8.17 CAPA	1. 年度质量回顾SOP 2. 偏差清单及处理 3. 变更清单及处理 4. CAPA的管理文件	关注变更与偏差处理及评价	H
		8.18 原辅料、包材检验情况 8.19 中间产品、成品检验情况	1. 原辅料、包装材料质量标准 2. 中间产品、成品质量标准	检验记录、报告	M
9	机构与人员	9.1 组织机构图 9.2 人员培训情况 9.3 人员继续教育、考核情况 9.4 人员健康情况	1. 人员培训计划 2. 关键人资质及变更 3. 各级责任人培训记录 4. 岗位培训情况 5. 直接接触药品操作的人员健康体检规定	1. 人员培训计划及培训记录 2. 关键人员经过的必要的培训 3. 无菌区操作人员培训情况，培养基模拟灌装人员	L/M

续表

序号	检查项目	检查内容	文件清单	关注点	风险等级
9	机构与人员			4. 无菌区操作人员健康体检结果，患病员工处理记录 5. 澄明度检查方式，人员体检项目是否涵盖视力及辨色力检查	L/M
10	验证与确认	10.1 验证总计划 10.2 灭菌柜及隧道烘箱的验证 10.3 工艺验证 10.4 关键设备、洁净区洁净度的确认情况 10.5 注射水的验证 10.6 洁净气体验证 10.7 冻干机的验证 10.8 培养基模拟灌装 10.9 多品种共线的风险评估 10.10 清洁验证	1. 验证总计划 2. 灭菌柜等关键设备的验证 3. 工艺验证 4. 清洁验证	关注灭菌柜、隧道烘箱、配滤及药液输送系统、冻干机、检验操作的验证，设备验证各项工艺参数指标、使用记录关注注射用水系统、空气净化系统的验证	H
11	其他	11.1 产品发运与召回 11.2 自检	1. 相关程序和制度 2. 模拟召回记录	有无召回	L
			1. 自检计划 2. 自检内容 3. 自检报告、记录、评价	自检内容全面性	M

检查人员：

检查时间：

附件7

药品检查员承诺书

作为药品检查员，严格执行认证检查方案和评定标准，如实记录、报告现场情况，廉洁自律，客观、公正评判检查结果，努力维护检查工作的公正性和严肃性，是我的基本职责。我承诺：

在现场检查中，遵纪守法，严格执行廉政纪律等规章制度和检查方案；不接受检查对象或利害关系人馈赠的现金、礼品、有价证券和支付凭证等；不报销应由个人承担的费用，不参加任何可能影响廉洁性、公正性的活动；保持公正与诚实，不因个人情感和物质利益等而影响检查结果，切实维护检查员队伍形象，维护药品检查机构的名誉和正当利益。

不泄露、转让或利用与检查对象有关的管理软件、申报资料、技术资料和其他应保守的工作秘密；不擅自对外泄露有关信息。

除需提交的证据资料外，不以实施检查的名义向被检查对象索取其他任何技术资料。

如违背上述承诺，我愿承担因此引起的一切后果。

检查员（签名）

年　　月　　日

附件8

无利益冲突声明

（适用药品检查员）

本人受国家食品药品监督管理总局药品审核查验中心（以下简称"核查中心"）委派，参加本次药品现场检查工作。经初步审阅申报资料，了解本次检查所涉及的被检查单位的相关信息，为保证后续现场检查工作的公平、公正，现就有关利益冲突事项声明如下：

一、本人及其所属单位、特定关系人与本次检查所涉及的被检查单位无任何以合同契约或兼职等方式获取报酬的利益关系；也未在被检查单位担任取酬和不取酬的工作职务。

二、本人及特定关系人在本次现场检查前一年内未向被检查单位提供过现场培训或指导活动。

三、本人及特定关系人不利用现场检查期间接触的资料、数据或检查中讨论情况、检查结论及其他有关信息以获取利益或帮助他人获取利益。

四、本人及特定关系人与被检查单位无任何民事或刑事法律纠纷。

□本人保证以上声明全部属实，继续参加本次现场检查工作。如有不实，愿承担因此导致的一切后果。

□本人声明与被检查单位有利益冲突关系，主动提出退出本次现场检查工作。

□本人声明与被检查单位有可能存在利益关系，建议提交核查中心审议是否可继续参加本次现场检查工作。

可能存在的利益关系：

声明人：

年　　月　　日

附件9

接受现场检查单位承诺书

　　作为接受药品GMP检查的单位，依照法律、法规和现场检查工作程序，提供真实材料和数据是我们的责任；自觉维护现场检查工作的严肃性、廉洁性和公正性是我们的义务。我们承诺：

　　在现场检查中所提供的资料、数据及与检查相关的情况具有真实性；任何时候均不向检查机构和人员赠送礼品、礼金和物品，不组织有可能影响检查廉洁性、公正性的活动。如有违反，我们自愿接受检查机构对本次检查的否定，并承担由此引发的后果。

接受现场检查单位名称：

（公章）

单位法人或负责人（签名）：

　　职务：

年　　月　　日

附件10

药品GMP认证现场检查报告（参考样稿）

企业名称	****药业有限公司

需要说明的其他问题：

组员签字　　　　　观察员签字　　　　　　　　中心人员签字　　　　　组长签字

年　月　日

一、检查情况专述

受**省药品认证检查机构委派，由***、***、***、***等三人组成检查组对该公司***（认证范围）的生产和质量管理情况进行了现场检查，检查情况如下。

1. 简述企业概况　公司前身为****，创建于19**年**月，于****年**月更名为****药业有限公司。生产地址位于***。***通过（前次）认证，认证地址为：****108号，企业现申请从****路108号搬迁至****大道36号厂区，本次认证为变更地址的GMP认证。

2. 简述认证车间情况，生产品种情况，可以附件的形式附上生产品种目录。

3. 上次认证以来的主要变更。

4. 简要描述检查内容，如检查区域，检查文件等。

5. 生产品种关键工艺情况。

6. 现场检查期间动态生产情况。

二、检查情况汇总评估

检查组应在此章节重点描述检查的软件、硬件，尤其是检查方案需重点核实的内容也应在相应章节中予以描述，全面评估此部分企业执行情况，各章节描述应对缺陷内容起到支撑作用。

三、结论

对企业进行综合评估并做出建议性结论。

经现场检查，发现严重缺陷**项、主要缺陷**项，一般缺陷**项。检查组按照风险管理原则，对该企业的总体检查情况及存在问题进行综合评估，建议意见为：该公司*****基本符合《药品生产质量管理规范》（2010年修订）的要求。

严重缺陷：**项

主要缺陷：**项

一般缺陷：**项

需要说明的其他问题：

组员签字　　　　　观察员签字　　　　　　　　中心人员签字　　　　　组长签字

年　月　日

说明：1. 表中空间不足，可附页。2. 此表签字复印件无效。

说明：

1. 为了便于指导检查员更好的撰写认证现场检查报告，加深检查员对检查报告撰写要求的理解，本样稿将结合检查报告实例提出相关要求（以下划线标出）。

2. 下附的检查报告（参考样稿）所提供的内容和例子仅供检查组在检查过程中参考，检查组应根据实际情况作必要的调整。

3. 检查报告（参考样稿）标注下划线部分为指导性语言，在正式报告中应删除。

附件11

药品GMP认证现场检查不合格项目

企业名称	
认证范围	

企业负责人签字：

年　月　日

检查组全体人员签字：

年　月　日

注：1. 表中空间不足，可附页。2. 此文书签字复印件无效。

附件12

检查组与受检企业存在异议的问题记录

企业名称	

检查组对存在异议的问题的意见：

检查组全体成员签字：

年　月　日

受检企业对存在异议问题的意见：

企业法定代表人（负责人）签章：

年　月　日

附件13

药品GMP认证现场检查审查单

企业名称		受理编号	
认证范围			
检查时间		年　月　日至　月　日	

序号	审查项目	审查结果	备注
1	检查组提交的资料是否完整。资料包括：检查报告及所附材料、记录本、检查清单、现场检查电子资料	○是 ○否	
2	检查组是否按认证检查程序和现场检查方案进行全面检查，重点核实的内容是否阐述清楚	○是 ○否	审核各检查员的记录本是否能反映检查全过程及内容
3	检查报告中关于认证品种或剂型（或范围）的有关内容是否与方案一致	○是 ○否	
4	报告、记录和收集的证据资料是否能有效支持所定缺陷项目	○是 ○否	
5	检查报告中的缺陷项目是否需进一步核实	○是 ○否	如需核实请简要描述
6	企业整改报告是否按时提交，整改报告是否符合要求	○是 ○否	
7	缺陷等级是否需要调整	○是 ○否	
8	综合评定结论与现场检查报告是否一致	○是 ○否	
9	是否发告诚信	○是 ○否	

评定人：　　　　　　　　　部门审核人：　　　　　　　　　中心领导审核：

附件14

药品GMP认证检查机构
药品GMP认证审核件

编号：

检查机构负责人：	部门负责人：	
年　月　日		年　月　日

申请单位		
认证范围		
受理日期	受理编号	
检查时间		
审核意见		
	经办人：	年　月　日

所附资料	1. 申请书	————————	□有　□无
	2. 现场检查方案	————————	□有　□无
	3. 现场检查报告	————————	□有　□无
	4. 药品GMP认证检查缺陷项目	—————	□有　□无
	5. 检查员记录	————————	□有　□无
	6. 其他	————————	□有　□无

附件15

药品检查告诫信

×××公司：

药品GMP认证检查机构于XX年XX月XX日至XX年XX月XX日组织检查组对你公司的"XX剂型"进行了药品GMP检查。现将此次检查中发现的问题告诫如下：

以下为具体内容

此告诫信中所提到的缺陷并未涵盖你公司存在的所有缺陷，你公司应针对现场检查中发现的问题及实际存在的风险进行调查并整改，严格按照药品GMP标准组织生产，并承担本企业产品产生的相关质量责任。

×× 年 ×× 月 ×× 日

抄送：×××药品监督管理部门

附件16

×××省食品药品监督管理局
药品GMP认证审批意见

编号：_____

企业名称	
生产地址	
认证范围	
受理编号	受理日期
检查时间	检查人员
认证结论	经审核，不符合药品GMP认证管理有关规定，不同意发给《药品GMP证书》。申请企业对附件所列缺陷项目进行改正后，可按规定重新申请认证
附件	药品GMP认证检查缺陷项目
主送	××××公司
抄送	××××
备注	申请企业如对以上审批意见持有异议，有权依法申请行政复议或者提起行政诉讼

×××省食品药品监督管理局

年　　月　　日

附件18

×××省食品药品监督管理局
药品GMP认证审批签发件

编号：省药认字

局长审核：	处审核：	经办人：
年 月 日	年 月 日	年 月 日

申请企业	
生产地址	
认证范围	

受理编号		受理日期	
检查时间		检查人员	

认证结论	经审核，符合药品GMP认证管理有关规定，同意发给《药品GMP证书》。申请企业应对附件所列缺陷项目进行改正		
证书编号		证书有效期	年 月 日至 年 月 日
附件	药品GMP认证检查缺陷项目		
主送	××××公司		
抄送	××××		
备注			

参考文献

［1］梁毅．GMP教程［M］．北京：中国医药科技出版社，2015．

［2］邢永恒．药品GMP教程［M］．北京：化学工业出版社，2015．

［3］李均．实用药品GMP认证技术［M］．北京：化学工业出版社，2003．

［4］孙广利．GMP实训［M］．北京：北京出版社，2014．

［5］丁恩峰．世界各国GMP问答集萃［M］．北京：中国医药科技出版社，2015．

［6］编委会.《药品生产质量管理规范（2010年修订）》解读．北京：中国医药科技出版社，2011．

［7］梁毅．新版GMP教程［M］．北京：中国医药科技出版社，2011．

［8］李均，李志宁．制药质量体系及GMP的实施［M］．北京：化学工业出版社，2012．

［9］罗文华，翟铁伟．GMP实施与管理［M］．南京：江苏教育出版社，2012．